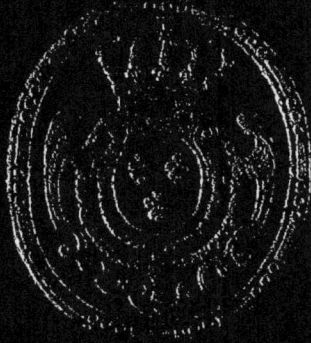

S. 1230. pⁱ
4.

OBSERVATIONS

SUR

LES EAUX THERMALES.

OBSERVATIONS

SUR

LES EAUX THERMALES

DE BOURBON-L'ARCHAMBAULT;

DE VICHY ET DU MONT-D'OR:

Faites dans un voyage, par ordre du Gouvernement ;
lues à la Société Royale de Médecine dans ses
séances particulières.

Par M. DE BRIEUDE, Médecin Consultant de S. A. S. feu
Monseigneur le Duc d'Orléans, Médecin de S. A. S.
Madame la Duchesse de Bourbon, & Associé ordinaire de
la Société Royale de Médecine.

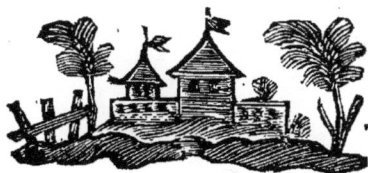

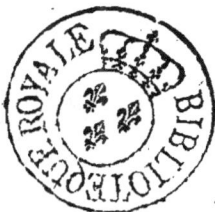

A PARIS,

Chez FROULLÉ, Libraire, quai des Augustins, au
coin de la rue Pavée.

1788.

EXTRAIT DES REGISTRES

De la Société Royale de Médecine.

Nous avons été nommés, par la Société Royale de Médecine, MM. Geoffroi, Hallé & moi, pour examiner des Observations sur les Eaux thermales de Bourbon-l'Archambault, de Vichi, & du Mont-d'Or, par M. de Brieude, notre Confrère.

Cet Ouvrage est divisé en quatre chapitres. Dans les trois premiers l'Auteur traite des Eaux minérales des trois Sources que nous venons de citer; le quatrième, qui sert de conclusion, renferme des réflexions sur l'administration générale des Eaux thermales du Royaume, & les moyens de la perfectionner.

Dans le premier chapitre, M. de Brieude donne d'abord la topographie de Bourbon-l'Archambault, & fait voir que le lieu où les malades sont logés est mal situé, qu'il y règne perpétuellement une humidité fournie, & par la Source même de l'Eau, & par l'évaporation d'un étang considérable ; que cette humidité s'oppose aux bons effets des Eaux, & peut retarder la guérison des malades, dont les affections sont du genre paralytique, ou de celles dans lefquelles les humeurs féreufes abondent. Pour remédier à ces inconvéniens, il propofe de tranfporter les habitations des malades dans l'ancien château, & dans des maifons qui font fur les hauteurs, où l'air vif & pur, concourroit à augmenter l'efficacité des Eaux. Il prévient l'objection qu'on pourroit lui faire, d'éloigner les malades de la Source, par l'exemple de Barèges; mais c'eft fur-tout pour l'hôpital, qui a une caufe d'humidité de plus que les appartemens des malades de la Ville, que l'Auteur defire que fon projet foit adopté.

M. de Brieude paffe enfuite à l'examen des alimens que fournit le pays, & de ceux dont les malades font ufage pendant leur féjour aux Eaux de Bourbon-l'Archambault, & faifit l'occafion de difcuter, en cet endroit, une queftion diététique très-importante; favoir, fi l'on doit permettre les végétaux & les fruits aux malades, ou les tenir à une nourriture purement animale, comme on le fait à Bourbon-l'Archambault, & à plufieurs autres Sources minérales. L'Auteur confeille d'adopter le régime mixte: les raifons fur lefquelles il fe fonde, font que les végétaux font des alimens très-fains; que dans bien des cas, ils nous préfentent des remèdes salutaires. En effet : Boerraave les employoit souvent avec succès, & les a même rangé dans la classe des médicamens savoneux. L'habitude que nous avons, ajoute M. de Brieude, de les mêler à nos alimens en santé, doit être respectée en maladie; nous ne nous écartons alors du régime mixte, que pour nous mettre entièrement à l'usage des végétaux. D'ailleurs, une nourriture formée du mélange des animaux & des végétaux, à laquelle on est habitué dès l'enfance, doit mieux convenir à l'estomac, & est de plus facile digestion, qu'une nourriture purement animale. Cette décision, que l'Auteur établit ici d'une manière victorieuse, est parfaitement conforme à la doctrine d'Hippocrate, qui dit, dans un de ses aphorismes : *Cibi deteriores concedendi sunt ægrotantibus, modo assuescant.*

L'Auteur s'occupe ensuite à détruire un préjugé où l'on est depuis long-temps aux Sources minérales de se priver du laitage, pendant que l'on fait usage des Eaux. Il convient qu'il est des circonstances dans lesquelles il faut s'en abstenir; les tempéramens pituiteux, les personnes attaquées de paralysie, ou d'apoplexie séreuse; les malades chez lesquels il y a collection d'humeurs séreuses & relâchement de la fibre,

ceux qui font attaqués d'engorgemens, ou d'obftructions, doivent s'en abftenir; mais l'obfervation enfeigne, au contraire, que le laitage,
comme aliment, favorife quelquefois l'action
des Eaux thermales dans les paralyfies avec rigidité & féchereffe, de même que dans les
maladies aux quelles certaines acrimonies ont
donné naiffance. M. de Brieude paffe enfuite à
la manière dont on adminiftre les Eaux de Bourbon-l'Archambault. Il penfe que la méthode de
ne donner que des bains tempérés eft infuffifante à beaucoup d'égards, parce que l'Eau doit,
pendant la nuit, avoir perdu, avec une partie de
fa chaleur, la plupart de fes principes volatils;
il affure que ces bains, dans beaucoup de circonftances, ne peuvent être regardés que comme
préparatoires; il convient cependant qu'il y a
des conftitutions fi fenfibles & fi irritables,
qu'elles ne pourroient pas foutenir des bains plus
chauds, & pour lefquelles ces mêmes bains tempérés deviennent curatifs.

Quant à la manière de donner la douche, M. de
Brieude propofe quelques changemens à faire.
Ils nous paroiffent devoir être introduits, avec
d'autant plus de raifon, qu'ils font fondés fur
les principes de la faine phyfique. Il regrette
qu'il n'y ait pas à Bourbon-l'Archambault des

moyens de donner la douche afcendante ; ainfi qu'on en voit établis aux Sources chaudes des Provinces Septentrionales.

En parlant de l'ufage où l'on eft de joindre des fels neutres aux Eaux , lorfqu'on les prend en boiffon , l'Auteur propofe une méthode plus active , employée avec fuccès à Vichy ; c'eft de feconder l'effet des Eaux par des purgatifs plus décidés , tels que les réfineux.

Ce chapitre eft terminé par un examen impartial des différentes maladies dans lefquelles on peut employer avec fuccès les Eaux de Bourbon-l'Archambault. M. de Brieude ne prend que l'expérience pour guide , & afin qu'on puiffe les apprécier plus fûrement , & déterminer d'une manière fixe leur vertu , il rapporte les faits qui dépofent contre elles , avec la même franchife qu'il expofe ceux qui parlent en leur faveur. Il rend en cet endroit à M. Faye , Médecin des Eaux , la juftice qui lui eft due , en donnant à fon Ouvrage fur les Eaux de Bourbon-l'Archambault, les éloges qu'il mérite , autant par la variété des faits qu'il préfente , que par les réflexions judicieufes qu'il y a ajoutées. Il feroit à fouhaiter , dit M. de Brieude , que nous euffions un femblable travail , qui nous offrît les mêmes fecours, fur les autres Sources du Royaume;

car, ajoute-t-il, on est souvent fort embarrassé pour s'en former une opinion, dont on n'ait pas à se repentir dans la pratique de la Médecine.

Le second chapitre, dans lequel il est question des Eaux de Vichy, commence, ainsi que le précédent, par la topographie médicale du pays. La peinture que fait M. de Brieude, des environs de Vichy, de sa population, de l'aisance qui y règne, prévient avantageusement en sa faveur. Je ne crains pas, dit-il, qu'on m'accuse ici d'exagération, en assurant que c'est la Source du Royaume à laquelle la nature a prodigué le plus d'avantages. La pureté de l'air qu'on y respire, l'agrément des promenades, les Eaux claires & transparentes ; la fraîcheur de la campagne, sa variété, tout semble réuni pour distraire les malades, & leur faire éprouver des sensations agréables ; mais il est une précaution qu'il est nécessaire que les Étrangers, & sur-tout les malades, prennent ; c'est de ne pas s'exposer imprudemment au serein du soir, qui est très-abondant : il est nuisible, sur-tout à ceux qui font usage des Eaux.

Après avoir donné une description succinte des Sources, l'Auteur passe à la manière de boire les Eaux, dont la dose est ordinairement depuis une pinte jusqu'à deux, dans le cours de la matinée. M. de Brieude pense qu'on pourroit en permettre une plus grande quantité à certains malades. Il rapporte une observation qui vient à l'appui de son opinion. Il blâme l'habitude où l'on est de les couper avec du lait, ou d'autres liquides mucilagineux, & voudroit qu'on usât rarement de ce mélange.

Dans l'examen qu'il fait de leurs vertus, il regarde comme très-important de reconnoître & de s'assurer par de nouvelles observations, à quel degré elles sont purgatives, & de déterminer cette propriété d'une manière constante & irrévocable. L'opinion de M. Giraud, Médecin actuel des Eaux, qui les regarde comme rarement purgatives, ne se trouvant pas conforme à celle de MM. Claude Fouet, & François Chomel, Intendans de ces Eaux avant lui, qui assuroient affirmativement qu'elles étoient purgatives, d'où dépend cette diversité de sentimens, dit M. de Brieude ? Cette vertu purgative n'existeroit-elle plus dans ces Eaux ? Le temps seul l'auroit-il fait disparoître ? Où seroit-ce en dérangeant la direction des tuyaux des Sources qu'elle se seroit perdue ? Ce point mériteroit bien d'être éclairci.

Nous ne suivrons pas l'Auteur dans tous les détails dans lesquels il entre, sur la manière de faire usage des Eaux de Vichy, soit en boisson, foit en bains, foit en douches ; de les prendre feuls, ou bien combinées avec des fondans falins, & des favoneux alkalins. C'eft dans l'ouvrage même qu'il faut lire les réflexions judicieufes & les fages obfervations qu'il fait fur la nature des maladies qui peuvent y être guéries, de celles qui n'en doivent éprouver aucun foulagement, & de celles aux quelles elles font nuifibles, fur les abus qui fe font glifés dans l'adminiftration de ces Eaux, fur les changemens qu'on pourroit y introduire avec fuccès. Il s'occupe en conféquence des moyens de perfectionner la douche, d'établir des bains chauds, dont l'utilité eft prouvée par l'action falutaire de celle-ci.

L'Auteur éclaircit en cet endroit un point de doctrine très-important dans la pratique fur lequel les écrits des Médecins des Eaux, fembloient avoir jetté de l'obfcurité & de l'indécifion. Ils défendent en effet prefque tous l'ufage des Eaux de Vichy dans le traitement de la maladie hypocondriaque, & rapportent nombre d'obfervations qui prouvent qu'au moins elles augmentent les accidens, & aggravent les fymptômes ; on envoie cependant tous les jours un grand nombre d'hypochondriaques à cette Source, dont la plupart reviennent foulagés. M. de

Brieude fait voir que cette contradiction n'est qu'apparente, & qu'elle prend sa source dans ce qu'on ne distingue pas toujours les époques de cette maladie où les Eaux font du bien, de celles où elles font nuisibles. Il fixe la ligne de démarcation, en donnant une description très-détaillée de cette maladie, dans laquelle ses différens symptômes, & les degrés successifs par où elle passe, font tracés avec la plus grande vérité, & l'exactitude la plus scrupuleuse. Ce morceau, dans lequel on retrouve la doctrine de Boerraave, se fait lire avec intérêt, même après l'excellent Traité de Sydenham sur cette maladie, & le beau tableau que nous en a donné feu M. Lorry, dans son Traité de la Mélancolie.

M. de Brieude combat ensuite l'opinion où l'on est que les Eaux de Vichy font nuisibles dans les phthisies pulmonaires, & assure, d'après son expérience, que lorsque la pulmonie est secondaire, & que la cause primitive réside dans le foie, les Eaux de Vichy doivent réussir. Il invite les Médecins qui dirigeront les Sources de Vichy, à suivre cette observation sur les phthisies hépatiques, lorsqu'elles ne font encore que dans le premier degré, & même au commencement du second.

Dans le troisième chapitre, l'Auteur s'occupe de tout ce qui concerne les Eaux du Mont-d'Or, c'est toujours la même marche qu'il suit. Comme dans les deux premiers chapitres, il fait précéder la topographie Médicale du pays, donne ensuite la description des Sources qu'il regarde comme très-anciennes, d'après les vestiges des édifices antiques que l'on voit encore sur les lieux, & d'après la dénomination des bains de César, qu'on donne à la première Source qui est la plus chaude de toutes, elle présente un phénomène singulier, dont l'Auteur a été témoin, & qui pourroit être dangereux, si l'observation n'avoit pas appris aux gens du pays à prévoir son apparition, & à se garantir de ses effets. Certains jours d'été, lorsque le Ciel est couvert de nuages électriques, ou dans des temps de brouillards, on ne peut entrer dans le bain, même dans la grotte, sans courir le risque d'être asphixié. L'Auteur fait dépendre ce phénomène dangereux du gaz qui se dégage des Eaux, & propose, pour y remédier, de présenter à la surface de l'Eau du bain, une assez grande masse d'air, ou des courans d'air atmosphérique suffisans, pour absorber le gaz par un heureux mélange, & rendre l'air respirable.

Une négligence impardonable, que les perfonnes chargées de la police des Eaux devroient bien prendre en confidération, n'a pas échappé à la vigilance active de l'Auteur, c'eft que la quatrième Source, appellée la fontaine de la Magdeleine, la feule dont on permet de boire aux malades, & dans laquelle on puife les envois pour les Provinces, jaillit au milieu d'une place mal-propre, & fans pavé.

La manière dont on adminiftre les Eaux du Mont-d'Or paroît à M. de Brieude fufceptible de quelques améliorations. En effet, la préparation qu'on fait fubir aux malades, eft la même pour tous ; il propofe à ce fujet les modifications qu'exige la différence des maladies, & aux quelles la force de l'habitude, fi difficile à détruire, peut feule s'oppofer. Il defireroit, par exemple, que l'exception qu'on fait de faigner les pulmoniques, avant de commencer à faire ufage des Eaux, ne fût pas générale. Sans doute on a raifon de craindre dans la pulmonie la faignée, comme remède préparatoire ; mais n'eft-il pas des circonftances dans lefquelles la raréfaction produite dans les humeurs par des Eaux gazeufes & thermales, peut occafionner des accidens, lorfque les malades font dans le premier degré, & n'ont pas encore perdu leur conftitution fanguine ? On devroit auffi ne pas regarder comme une règle inviolable la coutume où l'on eſt de purger les pulmoniques ; dont les humeurs âcres & putrides, qui ont une tendance à ſe porter vers les premières voies, peuvent occaſionner une diarrhée colliquative. Ce n'eſt pas que la diarrhée ſoit toujours à craindre pendant l'uſage des Eaux ; il en eſt deux eſpèces, obſerve M. de Brieude, dont on s'effraye mal-à-pro-pos au Mont-d'Or, eſpèces de diarrhée qu'il regarde au contraire comme ſalutaires, & qui ſont une preuve de l'efficacité des Eaux. L'une eſt la diarrhée bilieuſe qui ſurvient dans les phthiſies hépatiques, ou hémorroïdales ; l'autre, qui ſupplée les règles, dans les phthiſies qui re-connoiſſent pour cauſe la ſuppreſſion de cette évacuation périodique. Comme il eſt important de les diſtinguer de la diarrhée colliquative, l'Au-teur en donne des deſcriptions exactes & bien faites, qui doivent ſervir de guide dans l'admi-niſtration des Eaux, & fixer les bornes qu'il ſe-roit dangereux de paſſer. Dans l'adminiſtration de la douche au Mont-d'Or, l'Auteur a ob-ſervé les mêmes abus qu'à Bourbon-l'Archam-bault & à Vichy ; il propoſe en conſéquence les mêmes moyens d'y remédier. A l'égard ains, on eſt dans la coutume de ne les adminiſtrer que très-chauds ; on tombe dans un excès con-

traire à celles des deux Sources précédentes,
où l'on ne connoît que les bains tempérés. Il feroit à souhaiter qu'on ouvrît les yeux sur l'u-
tilité de ces derniers, & qu'on les employât
plus fréquemment, on auroit des résultats plus
satisfaisans encore. Au reste, en rapprochant
tous les effets des Eaux constatés dans les différentes observations que l'Auteur rapporte,
on voit d'un coup-d'œil que ces Eaux, prises en
boisson, ou en bains, poussent abondamment vers
la peau, ainsi que vers les urines ; qu'elles avancent les règles, & les rendent plus copieuses,
resserrent en même-temps les premières voies,
sans nuire aux digestions : il paroît au contraire
qu'elles donnent de l'énergie aux organes qui leur
sont destinés ; enfin qu'elles excitent la secrétion pulmonaire, dans toutes les maladies chroniques où les poumons sont engorgés.

Dans le quatrième & dernier chapitre, l'Auteur propose quelques réflexions sur l'administration des Eaux thermales du Royaume, &
les moyens de la perfectionner ; il observe avec
raison, que chaque Source a adopté une ou
plusieurs méthodes dans l'administration de ses
Eaux, exclusivement à d'autres, qui seroient
peut-être préférables ; & quoique quelques-unes
de ces méthodes soient fondées sur les vrais

principes de la Médecine, il lui semble néanmoins que la plupart ont été introduites par un
empyrisme aveugle. Ce Médecin voudroit donc
qu'on rédigeât un plan de traitement médical
& raisonné, combiné d'après les différentes méthodes qu'on suit aux Sources de même nature,
& qui, quoiqu'opposées, ont produit les mêmes
effets, & opéré des guérisons remarquables dans
des maladies de même espèce. C'est sur-tout l'application des douches qui fixe son attention; il
voit avec peine qu'elle est négligée, pour ne
pas dire inconnue, dans la plupart des Sources
du Royaume, pendant qu'elle obtient les plus
grands succès dans quelques-unes. Il cherche à
ramener les Médecins des Eaux à cette pratique
ancienne, que les Romains employoient avec
plus de hardiesse & de confiance que nous, puisqu'ils faisoient usage de la douche ● la tête,
tandis que nous n'osons presque pas porter, sur
cette partie, une colonne d'eau un peu considérable. Les préceptes qu'il donne ne sont pas
dictés par une théorie vague, enfanté dans le
loisir du cabinet; ils sont le fruit d'une expérience de plusieurs années, passées auprès des
principales Sources Méridionales du Royaume.
Il desireroit aussi, qu'on remît en usage les cornets
& les ventouses, employés avec succès par quelques

Médecins des Eaux thermales, ainſi que les bains de vapeurs dont les anciens ſe ſervoient beaucoup, & qui font partie des bains publics des Orientaux. On n'aura, dit-il, jamais aſſez de moyens pour combattre les maladies ; c'eſt dans ces mêmes vues, & pour qu'on puiſſe retirer plus d'avantages de l'adminiſtration des Eaux, qu'il voudroit qu'on ſecondât l'activité des unes par l'uſage de quelques autres, & qu'en conſéquence on établît auprès de chaque Source un dépôt d'autres Eaux Minérales, telles que des purgatives & des martiales, afin que le Médecin pût s'en ſervir, lorſqu'il le jugeroit à propos. Il trouveroit, aſſure M. de Brieude, des occaſions fréquentes pour combiner utilement les ſiennes avec celles du dépôt. Pour mieux perſuader ſes lecteurs, il joint aux préceptes des exemples frappans de guériſons bien capables de déterminer les Médecins à faire de nouvelles tentatives, & à ne pas abandonner une maladie rebelle, ſans avoir tenté, pour la guérir, tous les moyens connus.

Le quatrième & dernier chapitre eſt terminé par des réflexions ſur les différentes méthodes d'adminiſtrer les Eaux, tant intérieurement qu'extérieurement ; réflexions que l'Auteur ne propoſe que d'après ce qu'il a vu lui-même aux différentes Sources, & qui lui a paru exiger quelques changemens qui concourent également, & au bien des malades, & à l'amélioration des Sources.

Ces considérations, jointes à tout ce que nous avons exposé dans le cours de ce rapport, nous portent à assurer que la Compagnie peut donner son approbation à l'Ouvrage que nous venons d'examiner, & permettre qu'il soit imprimé sous son privilège.

Au Louvre, ce 28 Juin 1787.
Signés, GEOFFROY, HALLÉ & COQUE-REAU.

La Société Royale de Médecine ayant entendu, dans sa séance tenue ou Louvre le 28 Juin dernier, la lecture du rapport ci-dessus, l'a entièrement adopté, & a jugé que l'Ouvrage de M. de Brieude étoit digne de son approbation, & d'être imprimé sous son privilège, En foi de quoi j'ai signé le présent, à Paris, ce 12 Juillet, 1787.

VICQ D'AZYR,
Secrétaire perpétuel.

OBSERVATIONS

OBSERVATIONS

SUR

LES EAUX THERMALES

De Bourbon - l'Archambault , de Vichy & du Mont- d'Or.

J'AI été chargé par le Gouvernement & par la Société Royale de Médecine de visiter les Sources de Bourbon-l'Archambault, de Vichy & du Mont-d'Or : je vais rendre compte de ce que j'ai observé dans mon voyage.

LA connoissance des Eaux minérales ne se borne pas uniquement à leurs propriétés : la situation du lieu où elles sont placées , ses productions , les commodités & les agrémens que l'on y trouve , la température du climat , la route même qui y conduit , sont des objets qui méritent l'attention du Médecin. Ces moyens

A

accessoires contribuent souvent autant à la guérison du malade, que le remède qu'il va chercher : aussi, est-ce sous tous ces rapports que j'ai dirigé mon travail.

Je me suis proposé, en même temps, de faire connoître ces sources plus particulièrement aux Médecins qui n'ont jamais été à portée d'observer leurs propriétés sur les lieux.

CHAPITRE I.

Des Eaux de Bourbon-l'Archambault.

LA source de Bourbon-l'Archambault se trouvant la première sur ma route, je quittai le grand chemin en sortant du Nivernois, dix lieues avant d'arriver à Bourbon (*), afin de connoître ce canton du Bourbonnois.

Environs de Bourbon-l'Archambault.

JE remarquai qu'il est coupé par des collines presque toutes couvertes de bois. Le terrein, dans ce trajet, me parut souvent argilleux,

---

(*) Lorsque le mot *Archambault* ne sera pas joint à celui de Bourbon, ce sera toujours néanmoins de cette source, dont j'entends parler.

quelquefois calcaire, rarement fabloneux. L'on y exploite avec fuccès des mines de charbon, dont le produit eft exporté par la rivière d'Allier, qui fe jette dans la Loire près de Nevers.

Situation de Bourbon.

LA petite ville de Bourbon, au centre de laquelle on trouve la fource minérale de ce nom, eft fituée dans une gorge étroite & profonde, formée par trois collines efcarpées. De quelque côté que l'on arrive, il femble, au premier coup d'œil, que les maifons foient adoffées à ces collines. Les édifices les plus apparens & les plus fréquentés par les malades font fitués autour de la place des bains.

Ils font peu aérés, parce qu'ils ne font féparés par aucun jardin ni enclos ; la ville étant d'ailleurs très-enfoncée, les maifons très-rapprochées, l'atmofphère s'y renouvelle difficilement. Les finuofités du vallon forment un fecond obftacle à fon déplacement.

La fource minérale, qui jaillit au milieu de la ville, eft très-abondante. Suivant M. Faye, Médecin, fon jet eft de trois pouces trois quarts. Les baffins, qui contiennent fes eaux, font très-fpacieux & en plein air : la furface d'évaporation qu'ils préfentent, furcharge nécessairement l'athmosphère de la ville d'une grande quantité de vapeurs & d'exhalaisons.

A cette première cause d'humidité de l'air que l'on respire à Bourbon, il s'en joint une seconde qui n'est pas moins considérable. Un ruisseau, qui coule de l'Ouest à l'Est, arrive au pied de ses murs, où il forme un étang, dont l'étendue m'a paru approcher de celle du jardin des Tuileries. Cette eau, devenue stagnante, donne une évaporation non moins abondante que la précédente, à raison de sa plus grande surface.

Athmosphère de Bourbon, humide & chaude.

Ces deux causes réunies dans une masse d'air, qui ne se renouvelle point, doivent la rendre très-humide & très-relâchante ; elle doit, par cette raison, porter un obstacle à la guérison des malades, d'autant plus sensible, que presque toutes leurs maladies sont du genre para-lytique, ou du genre de celles où les humeurs séreuses abondent. S'il étoit possible de leur pro-curer une athmosphère plus pure, & qui eût plus de ressort, les effets des Eaux en seroient plus marqués.

Je vais proposer le seul moyen propre à y réussir ; il doit se présenter à tout Médecin qui sera sur les lieux.

Maisons salutaires aux Malades.

Au haut de la côte qui conduit à Bourbon, sur le bord du grand chemin, on trouve une maison de Campagne bien bâtie, dont la situation & la vue sont très-agréables : elle n'est qu'à environ trois cents pas de la ville. A-peu-près, à la même distance, de l'autre côté de la colline, au Sud-Est, on en voit une seconde, dont l'aspect est pareillement très-aéré : Le vieux Château, qui a été autrefois habité par les anciens Ducs de Bourbon, est aussi situé sur un rocher qui domine perpendiculairement sur la ville. Ce bâtiment très-vaste & très-élevé, présente une quantité considérable de logemens dont l'air doit être vif. Si M. le Médecin de Bourbon vouloit conseiller aux malades d'aller se loger dans les maisons que j'indique, si MM. les Médecins de la Capitale s'attachoient à persuader à ceux qu'ils y envoient, de préférer l'air pur & agité des hauteurs à celui de l'intérieur de la ville, je suis persuadé que l'on remarqueroit bientôt les effets avantageux qui résulteroient de ce changement.

L'administration des Eaux n'en souffriroit d'ailleurs aucun dérangement : les malades se baignent chez eux ; le plus, ou le moins d'éloi-

gnement leur feroit , par cette raifon , très-in-
différent. Ceux qui ont befoin de la douche
fe feroient tranfporter à la Source à la manière
ordinaire , en chaife à porteurs , & ils en re-
viendroient de même.

Quant aux buveurs d'eau , le trajet qu'ils feroient à pied , leur ferviroit de promenade.

Que l'on n'imagine point que Bourbon-l'Archambault feroit la feule Source où les logemens des malades feroient éloignés des bains ;
il en eft de même à Barèges & ailleurs.

Hôpital des Malades plus humide encore.

L'air que l'on refpire dans l'intérieur de l'Hôpital , deftiné aux malades qui ont befoin des
Eaux , eft beaucoup plus mal fain. Cet édifice
eft fitué dans un endroit très-bas au-deffous de
la Source. Il a fes bains particuliers dans fon
enceinte , au moyen d'une portion de la fontaine qui s'y rend par des tuyaux fouterrains.
Quoiqu'il foit tenu très - proprement par les
Sœurs qui le deffervent , l'air m'en a paru très-
humide , à caufe de l'évaporation de fes bains.
Je fuis prefque fûr que , pendant que l'on y adminiftre la douche , la fumée de l'eau remplit
les falles voifines ; de forte que cette conftruction , faite pour la commodité des pauvres ma-

lades ; leur devient très-nuisible : l'air de cet Hôpital est d'ailleurs très-peu renouvellé ; car c'est véritablement un trou , où il n'y a aucune issue. La demeure de ces malheureux a donc une cause d'humidité de plus que les appartemens de la ville.

Néceßité de le transporter au vieux Château.

Il m'a paru très-important que cet Hôpital fut changé & établi sur une des hauteurs voisines ; il en coûteroit , à la vérité , un peu plus de dépense, pour le transport de ceux qui ont besoin de la douche : cet objet seroit néanmoins peu considérable , parce que cette classe de malades n'est point nombreuse. Il est vraisemblable que Monseigneur le Prince de Condé, dont la bienfaisance se manifeste dans toutes les occasions , céderoit volontiers une partie du Château , pour les y loger.

Alimens sains.

Par les renseignemens que j'ai pris sur les lieux, & par ce que j'ai vu moi-même, les vivres font abondans & de bonne qualité à Bourbon. Le Pays fournit du gibier : on est à portée des rivières & de nombre d'étangs, dont le poisson est sain : la volaille n'y est point

A iv

graffe, à la vérité ; ce n'eſt point un mal, elle en eſt meilleure pour les malades. Les légumes & les fruits, nourris dans un fol léger, y ſont ſavoureux : le climat y eſt tempéré, & le ciel beau pendant la ſaiſon des Eaux ; les routes pour y arriver ſont bien tenues : tout y ſeroit propre à ſeconder l'action des remèdes, ſi les malades habitoient hors l'enceinte de la ville.

Les vins du canton ſont froids & peu ſpiritueux ; la partie colorante y eſt ſurabondante & les rend indigeſtes : on les remplace par du vin de Bourgogne, que l'on peut ſe procurer facilement.

Manière d'adminiſtrer les Eaux.

Paſſons à la manière dont on adminiſtre les Eaux. L'on ne connoît que les bains tempérés à Bourbon : les malades ſe baignent chez eux le matin dans des baignoires particulières, avec des Eaux tranſportées de la veille. La température de ces bains y eſt déterminée depuis vingt-ſix juſqu'à vingt-neuf degrés du thermomètre de Réaumur.

Le ſéjour dans le bain eſt depuis trois quarts d'heure juſqu'à une heure & demie : le nombre en eſt fixé de dix à vingt-cinq. J'obſerve néanmoins que, dès que le ſéjour d'un malade à la Source doit être au moins de fix femaines, ainfi que nous le dit le Médecin des Eaux, il eft vraifemblable qu'il leur fait prendre un plus grand nombre de bains.

Bains tempérés infuffifans, comme remède curatif.

Cette méthode me paroît infuffifante, fous beaucoup de rapports. L'on doit fe rappeller que la majeure partie des maladies que l'on voit à cette Source font du genre des paralytiques : ces maladies exigent, en général, un traitement très-long & très-actif. Comment fe perfuader que de l'eau minérale, qui a perdu prefque toute fa chaleur pendant la nuit, ainfi que la plupart de fes principes volatils, puiffe produire le lendemain une action qui foit affez forte pour ranimer le fentiment & le mouvement dans des organes paralyfés, ou au moins très-foibles ; fur-tout, dès que l'on refte auffi peu de temps dans le bain, & que l'on en prend un auffi petit nombre, qui eft de dix à vingt-cinq par faifon ? Les malades font obligés, à la vérité, d'y revenir pendant plufieurs faifons de fuite, fuivant que leurs maux font plus ou moins rebelles. Malgré ce retour à la Source, je ne pourrai jamais me perfuader que de l'eau

tiède, évaporée, contribue, d'une manière efficace, à la guérison des maladies où il y a
atonie dans la fibre avec surabondance de sérosi-
tés, ainsi que cela se présente souvent à Bourbon.

Ces bains, réduits à leur juste valeur, doivent être considérés presque toujours comme
remèdes préparatoires ; il est très-rare qu'ils
guérissent seuls : si l'on obtient des guérisons à
cette Source, on les doit aux douches que l'on
prend, & à l'eau thermale que l'on boit.

Quoique je regarde les bains tempérés, en
général, comme un remède insuffisant, j'avoue
néanmoins qu'il y a des constitutions si sensibles
& si irritables qu'elles n'en pourroient point
soutenir d'autres ; ce sont même les seuls qui
leur conviennent : beaucoup d'individus du sexe
sont dans ce cas. Il y a pareillement nombre
de maladies qui n'en admettroient point de
plus actifs : ce sont des exceptions au principe
que j'ai posé, dont l'observation journalière
prouve la vérité. L'effet que ces bains produisent pour lors sur ces constitutions & dans ces
maladies, doit être calculé différemment : leur
action est véritablement stimulante, délayante,
& pour lors ils sont remèdes curatifs dans ces
circonstances. Beaucoup de maladies couvulsives
& même des paralysies avec sécheresse, doivent

être traitées avec ces bains tempérés uniquement, ou du moins les malades doivent y être tenus très-long-temps, avant de leur faire essayer les bains chauds, dont je voudrois qu'on introduisît l'usage à Bourbon.

Manière de donner la Douche.

Il me semble aussi que la douche auroit besoin de quelques corrections. Des sceaux de bois, suspendus à différentes hauteurs, ayant à leur base des robinets de différent diamètre, reçoivent l'eau de la Source qu'un doucheur puise dans le réservoir.

Cette eau a différens dégrès de chaleur, suivant que M. le Médecin le juge à propos : sa température ordinaire est de trente à quarante degrés ; on pourroit la pousser jusques à quarant-six du thermomètre de Réaumur. L'élévation du sceau de bois est depuis trois jusqúes à cinq pieds ; le diamètre de la colonne est depuis une ligne jusqùes à dix-huit ; sa grosseur ordinaire est de dix à douze lignes de diamètre.

L'on prend depuis dix-huit jusqu'à trente-six douches ; elles durent chacune depuis vingt jusques à trente-cinq minutes. Tel est le détail qui m'a été communiqué par M. l'Intendant des Eaux.

La Douche agit en irritant la péau & en donnant une ſecouſſe qui ſe porte dans l'intérieur.

La colonne d'eau fait, ſelon lui, l'effet d'un rubéfiant, ou d'un léger véſicatoire : on ne peut ſe former une idée plus vraie de l'action de la douche. En effet, la partie, frappée par la colonne d'eau, s'enflamme, devient rouge, ſe gonfle : ſi l'on ſuſpend, pendant quelques momens, la chûte de l'eau, & que l'on eſſuie la partie douchée, on trouve qu'elle a pris de la chaleur, & que la péau en eſt plus tendue que dans l'état naturel.

D'après ces faits, & l'opinion de M. Faye lui-même, la douche n'agit donc qu'en échauffant & irritant la partie ſur laquelle on l'applique.

Je conclus, de ce principe, qu'il faut conſerver à l'eau minérale ſa chaleur naturelle avec tous ſes principes, afin de pouvoir produire à volonté l'irritation néceſſaire. Il ſuffit au Médecin, qui préſide à la douche, d'être le maître de graduer, ſelon qu'il le juge à propos, la hauteur de la chûte & le diamètre de la colonne.

Si l'on m'objectoit que la plus grande efficacité de la douche dépend de la maſſe & du

choc de l'eau ; je répondrois que , fi cela étoit
vrai, la douche, avec l'eau commune , produiroit
le même effet que celle des fources minérales.
Or l'expérience prouve le contraire : il eft donc
de la plus grande importance de conferver à
cette dernière tous fes principes ; plus elle en
perd , moins elle opère.

Si l'on établiffoit une pompe qui puisât dans
le réfervoir commun , & qu'au lieu de fceaux
de bois fufpendus , l'on fît conftruire , à la hauteur de cinq pieds , ou environ , un réfervoir en
bois , doublé de plomb, qui eût la forme d'un
quarré long ; que l'on ménageât à fa bafe , de
diftance en diftance , des ouvertures auxquelles
on adapteroit des robinets & des tuyaux de
conduite en cuir , à l'extrémité defquels on mettroit des ajutoirs de différens calibres ; par ce
moyen , le doucheur , en dirigeant ces tuyaux
de cuir , feroit le maître de fa colonne , & les
malades recevroient l'eau non évaporée. Il en
réfulteroit un autre avantage ; une feule perfonne feroit aller la pompe , qui fourniroit à
toutes les douches , au lieu qu'il faut , outre
le doucheur , qui fert chaque malade , une feconde perfonne qui puife l'eau & en rempliffe
le fceau fufpendu : ce qui fait une dépenfe fu-
perflue.

L'on n'y connoît point la douche afcendante, dont on fe fert fi heureufement aux Sources chaudes de nos Provinces Septentrionales.

L'on n'applique la douche que fur certaines parties : il en eft que l'on refpecte & que l'on ne frappe jamais. Je fuis perfuadé cependant qu'une douche générale fur toute la furface du corps, feroit très-efficace & très-falutaire dans certaines circonftances. Nous reprendrons cette réflexion dans la fuite de ce Mémoire avec celle de la néceffité des bains chauds, lorfque nous parlerons des méthodes à établir dans toutes les Sources chaudes du Royaume.

Méthode de boire les Eaux.

L'on permet aux malades de boire chaque jour depuis cinq jufqu'à huit verres d'Eau : le verre contient le quart de la pinte : chaque malade boit donc une pinte & un quart d'eau au moins, ou deux pintes au plus. Cette dofe doit vraifemblablement varier dans la pratique; car une pinte d'eau feroit une dofe trop forte pour certains fujets, & il eft des conftitutions qui peuvent avoir befoin de plus de deux pintes d'eau par jour : ce dernier cas doit néanmoins fe préfenter rarement.

L'on eft dans l'ufage d'ajouter des fels neu

ates aux Eaux , tels que les sels d'Epsom , de
Saignette , &c. On en favorise , dit-on , l'action
en y joignant des minoratifs que l'on répète,
suivant la nécessité , pendant le temps qu'on les
boit. Cette méthode est certainement très-sage ;
les sels neutres , sur-tout associés avec les Eaux,
doivent avoir les plus grands succès. Mais,
n'y a-t-il point de circonstances , où des purgatifs plus actifs seroient préférables ? Par exemple,
les purgatifs résineux & autres ne réussiroient-
ils pas mieux, lorsque les viscères du bas-ventre
sont engorgés avec atonie ? Nous verrons bientôt combien M. Giraud en fait d'heureuses com-
binaisons avec les Eaux de Vichy. Je ne les
propose d'ailleurs que parce que l'on s'en sert
avec succès aux Eaux de Bourbonne , de Balaruc & ailleurs : leur action fondante & purgative s'accorde si bien avec les vrais principes de
la Médecine , qu'il seroit difficile de ne point
les admettre.

Les bons ou les mauvais effets des Eaux minérales sont l'objet le plus important à connoître pour un Médecin éloigné d'une Source.
La meilleure manière de juger de l'efficacité
d'un remède quelconque, c'est , à mon avis , de
compter les malades qui en ont été guéris ,
ou qui en ont éprouvé de mauvais effets. L'Ana-

Iyſe d'une Eau minérale peut être d'une grande utilité ; néanmoins, juſqu'à ce que la Chymie ſoit parvenue à faire connoître l'action des remèdes ſur nous , & que nous ayons appris à calculer la réaction de nos organes ſur eux , je ſuis perſuadé que le Médecin ne doit avoir d'autre règle pour les adminiſtrer que l'obſervation ; encore doit-il ſe méfier des cures miraculeuſes que l'on trouve dans certains ouvrages.

Le recueil qui nous a été donné par M. Faye, de celles opérées par les Eaux de Bourbon , mérite des éloges , autant par la variété des faits qu'il rapporte , que par les réflexions judicieuſes qu'il y a ajoutées. Il ſeroit à ſouhaiter que nous euſſions les mêmes ſecours ſur les autres Sources du Royaume ; car on eſt ſouvent embarraſſé pour s'en former une opinion dont on n'ait point à ſe repentir dans la pratique de la Médecine.

Manière d'agir de ces Eaux.

Ce Médecin a très - bien vu leur manière d'agir : qu'on les prenne en boiſſon, en bains ou en douches, c'eſt toujours un ſtimulant qui agit intérieurement ou extérieurement, avec plus ou moins de force. L'action principale de ces Eaux eſt d'être toniques & fondantes ; elles

ſollicitent

follicitent les organes à des fécrétions & à des excrétions plus abondantes ; il eft même certains cas où elles ramènent à leur état naturel celles qui font trop abondantes.

D'après cette manière d'agir , l'on prévoit facilement quelles font les maladies pour lefquelles elles font le plus falutaires. Leur effet doit être certain dans celles où il faut ranimer le mouvement & le fentiment : l'obfervation confirme cette théorie ; car le plus grand nombre de maladies , guéries à Bourbon , font celles qui dépendent de la foibleffe , ou du relâchement : ce fait eft confirmé par l'expérience de tous les jours & de tous les temps.

Les malades paralytiques y trouvent prefque tous une guérifon parfaite, ou un foulagement marqué.

Mon but , dans ce Mémoire , étant de réduire les vertus de ces Eaux à leur jufte valeur par les faits qui dépofent pour , ou contr'elles , je crois pouvoir appeller en témoignage la célébrité dont elles jouiffent dans les Provinces qui les environnent : on doit y avoir d'autant plus de confiance , qu'elle n'eft fondée que fur les guérifons des malades que l'on a vus à leur retour des Eaux, ou fur les mauvais effets qu'ils en ont rapportés. Il n'en eft pas de même

B

de la célébrité d'une Source proclamée dans une grande ville : c'est souvent du fond d'un cabinet que sortent ses vertus miraculeuses.

De temps immémorial on a eu recours aux Eaux de Bourbon, pour les suites d'apoplexie, & pour toutes les maladies paralytiques. Or, si, dans ces cas, elles n'avoient point eu de succès, elles ne jouiroient point de cette réputation. J'ai pratiqué moi-même la Médecine long-temps dans une province voisine ; j'y ai envoyé nombre de malades de cette espèce, beaucoup ont été guéris, ou pour le moins, soulagés.

Degrés d'efficacité des Sources de Balaruc, Bourbonne & Bourbon-l'Archambault.

S'il est permis de déterminer leur efficacité dans les maladies paralytiques, je crois qu'on doit les placer immédiatement après Balaruc & Bourbonne. En plaçant ainsi ces trois sources sur la même ligne, & en subordonnant Bourbon à Bourbonne & Balaruc (1), je ne prétends point avancer que les autres Eaux thermales du Royaume ne guérissent point les paralysies : il n'est point de Source chaude qui ne puisse m'opposer des preuves contraires ; aussi n'ai-je d'autre dessein que de prouver que les cures de ces

maladies font plus conftantes & plus nombreufes à Bourbon-l'Archambault , à Balaruc & à
Bourbonne , que par-tout ailleurs.

Elles détruifent les engorgemens & les obftruc-
tions.

Après la guérifon des maladies paralytiques ,
la fonte des engorgemens des vifcères & de la
plupart des obftructions , nous a paru la mieux
établie fur l'obfervation : il faut convenir néanmoins qu'il y a plufieurs autres Sources qui méritent la préférence , lorfque les malades peuvent y aller. Nous verrons bientôt que celles
de Vichy leur font fupérieures , & qu'elles produifent de plus grands effets dans ce genre de
maladies.

Les coliques de toute efpèce y trouvent auffi du
foulagement.

Les coliques renales , bilieufes & autres trouvent pareillement du foulagement à Bourbon ;
on y compte même des guérifons. Ce n'eft point
cependant à ces Eaux que j'enverrois par préférence , fi j'étois maître du choix. Celles de
Vichy font préférables pour les coliques hépatiques qui ne font point inflammatoires ; ce ne
feroit que pour les coliques fpafmodiques avec

atonie, que j'ordonnerois les Eaux de Bourbon aux malades qui en feroient à portée.

Rhumatifmes chroniques & gouteux.

On voit les rhumatifmes chroniques, ainfi que les rhumatifmes gouteux, être guéris quelquefois à ces Eaux : cette propriété leur eft néanmoins commune avec toutes les Eaux thermales ; cependant, lorfque l'atonie eft jointe à l'épaiffiffement lymphatique, elles doivent avoir des effets plus marqués, à caufe de leur action ftimulante & réfolutive : par la même raifon, elles doivent être contraires aux rhumatifmes inflammatoires. Les bains tempérés de Bagnères, de Bigorre font plus falutaires dans cette dernière efpèce.

Quant à l'augmentation des douleurs, pendant l'ufage des bains & des douches, obfervée par M. Faye, un Médecin n'en doit point être épouvanté : c'eft un travail falutaire que toutes les Eaux thermales produifent quelquefois : s'il étoit trop violent, qu'il allumât une fièvre trop vive, ou qu'il déterminât une inflammation locale, la faignée, les rafraîchiffans, fous forme de bains & de boiffons, y remédieroient bientôt, & ce ne feroit point un motif fuffifant pour abandonner les Eaux minérales auxquelles on auroit eu recours.

Ankyloses & autres épaississemens lymphatiques.

Les Ankyloses guérissables , car il en est qui ne le font point , sont fondues à l'aide des bains & des douches de Bourbon ; beaucoup d'autres épaississemens lymphatiques de cette nature y sont pareillement dissipés. Cela doit être , d'après leur action connue : je répéterai , en même temps , que cette propriété leur est commune avec beaucoup d'autres Sources ther- males. Il en est même qui la possédent à un degré supérieur , telles que les Sources salines chaudes.

Je ne suivrai point M. Faye dans ses autres observations : il en est d'extraordinaires , telles que celles sur la surdité & la goutte sereine ; elles ont besoin d'être confirmées par nombre d'autres , avant que l'on puisse assurer que ces Eaux ont la propriété de guérir ces maladies.

Elles sont contraires aux pthysiques.

Il avoue qu'elles sont contraires aux pul- moniques : cette opinion est pareillement éta- blie dans les Provinces voisines , ce qui est une nouvelle preuve de leurs mauvais succès dans cette maladie.

Les craintes de ce Médecin , sur l'usage de

ces Eaux, dans les paralyſies ſcorbutiques, ne
me paroiſſent point aſſez fondées. L'expérience
nous apprend que les Eaux thermales guériſſent
le ſcorbut, lorſqu'il n'a point fait trop de progrès : elles ont la propriété d'évacuer, par la
tranſpiration & les urines, l'acrimonie qui prédomine dans cette maladie ; elles doivent, par
cette raiſon, être ſalutaires dans la paralyſie,
qui en eſt la ſuite : M. Faye nous en fournit la
preuve lui-même. L'uſage dès anti-ſcorbutiques,
qu'il a ſi ſagement combiné avec les Eaux de
Bourbon, lui ont réuſſi dans pluſieurs paralyſies
de cette eſpèce : ſa propre expérience doit donc
le raſſurer contre les fontes coliquatives, qu'il
redoute dans le traitement de cette maladie.
L'on n'a rien à craindre des douches ni des
bains, lorſque la diathèſe ſcorbutique a été
corrigée juſqu'à un certain point. Les ſueurs
ne ſeront jamais trop abondantes, ſi l'on met
pluſieurs jours d'intervalle d'une douche à l'autre.
En portant une attention ſuivie ſur le poulx
du malade & ſur les évacuations cutanées, on
eſt à l'abri de ces fontes redoutables : je ne
parle ici que d'après ma propre expérience
auprès d'autres Sources thermales. Si M. Faye
veut, lorſque l'occaſion ſe préſentera, attaquer
le ſcorbut, long-temps avant la paralyſie, & s'il

veut mettre un intervalle fuffifant d'une douche à l'autre, je ne doute point qu'il ne trouve de la vérité dans mon affertion.

CHAPITRE II.

Des Eaux de Vichy.

Defcription du Bourbonnois.

Vichy n'eft éloigné de Bourbon-l'Archambault que de deux petites journées. On traverfe le Bourbonnois de l'Oueft au Sud-Eft, lorfqu'on part de Bourbon pour s'y rendre. L'afpect de cette Province eft très-agréable : ce font de vaftes plaines, coupées par quelques montagnes. Quoique deux rivières navigables la traverfent, & que, par fa fituation, elle dût être l'entrepôt des Provinces Méridionales & Septentrionales, fes habitans font néanmoins peu opulens, parce qu'ils font fans commerce & fans manufactures : on n'y exploite que quelques mines de charbon.

Defcription de Vichy & de fes environs.

La petite ville de Vichy eft affife à l'extrémité d'une plaine, fur la rive droite de l'Allier,

vers la frontière Méridionale de cette même
Province. Le vallon qui la renferme , large &
évasé , est bordé de côteaux &. de collines qui
s'élèvent en amphithéâtre : ces côteaux & ces
collines , couverts de vignobles , d'arbres frui-
tiers , ou de champs cultivés , présentent à la vue
le tableau le plus riant & le plus varié ; les
montagnes d'Auvergne & du Forez , qui bornent ensuite l'horison au Sud & au Sud-Ouest,
forment dans l'éloignement une perspective ma-
jestueuse : c'est principalement de la terrasse des
Célestins , élevée sur le bord de la rivière d'Allier , à l'extrémité de la ville , que l'on découvre plus aisément toutes les beautés de ces lieux
enchantés , soit que l'on promène sa vue autour de soi , soit qu'on la porte au loin , la
variété des sites arrête vos pas à chaque instant ;
vous êtes ému & surpris par les impressions dé-
licieuses que ces différentes perspectives vous
font éprouver. Ce tableau est embelli encore
par le grand nombre de petites villes , de vil-
lages & de hameaux que l'on voit répandus aux
environs ; ils annoncent la population & l'aisance du canton.

L'air y est pur & souvent renouvellé.

Les cordons de collines qui bornent le vallon

de Vichy, en rendent le climat doux & tempéré. L'air y eſt très-pur, parce qu'il s'y renouvelle facilement, ſoit par le courant de la rivière qui y eſt très-rapide, ſoit à cauſe du voiſinage des montagnes qui entretiennent l'atmoſphère dans un mouvement continuel.

Le ſerein y eſt dangereux.

Les étrangers & les malades doivent néanmoins ſe méfier du ſerein du ſoir, qui y eſt très-abondant; il eſt nuiſible, ſur-tout à ceux qui uſent des Eaux. Un Officier de la Marine Royale, en avoit été la victime peu de jours avant mon arrivée, pour s'y être expoſé un peu tard avec des habits trop légers. J'obſerverai qu'on eſt à l'abri de cette crainte à Bourbon & au Mont-d'Or, quoique le climat y ſoit moins doux : & qu'il ſoit très-variable & pluvieux à cette dernière ſource.

Les auberges y ſont bien bâties & très-commodes ; elles ont l'avantage d'être très-aérées & entourées de jardins : les malades y trouvent, plus qu'aux autres Eaux, toutes leurs aiſances; les vivres y ſont abondans & de bonne qualité ; toutes les routes, par où l'on y aborde, ſont bonnes, & aſſez bien tenues depuis quelques années.

Je ne crains point d'exagérer en affurant que c'eft la Source du Royaume à laquelle la Nature a prodigué le plus d'avantages. La pureté de l'air qu'on y refpire, l'agrément des promenades, foit dans la plaine, foit fur le bord de la rivière, dont le cours eft rapide, fes eaux claires & tranfparentes, la fraîcheur de la Campagne, fa variété, tout femble réuni pour diftraire les malades & leur faire éprouver des fenfations agréables.

Hôpital des Pauvres.

L'Hôpital deftiné aux malades qu'on envoie aux Eaux, eft très-bien fitué : l'air peut s'y renouveller facilement, parce qu'il eft affez élevé & qu'il n'eft borné d'aucun côté.

La falle des hommes, qui eft au rez-de-chauf-fée, m'a paru un peu humide : celles des femmes & des enfans, fe trouvant au premier étage, font dans une pofition plus avantageufe ; il feroit néanmoins néceffaire d'ouvrir quelques fenêtres de plus dans ces dernières ; il faudroit auffi en exhauffer le plancher : par ce moyen, celui de la falle des hommes pourroit être élevé un peu au-deffus du niveau du rez-de-chauffée, ce qui le mettroit à l'abri de l'humidité.

Les beaux jours qui règnent ordinairement

pendant la faifon des Eaux rendent inutiles les rideaux qu'on laiffe aux lits des femmes & des enfans ; ils retiennent les miafmes qui rendent l'air des falles infect & mal fain : il feroit beaucoup plus falutaire qu'il n'y en eut point, dans aucune faifon. La tenue de cet Hôpital ne m'a point paru auffi parfaite que celle de l'Hôpital de Bourbon ; je crains même que le fervice ne s'y faffe point auffi exactement.

Defcription fuccinte des Sources.

Les Sources dont on fait ufage font au nombre de fix, dont cinq font chaudes & la dernière eft froide.

La plus chaude, appellée le petit puits carré, donne, fuivant M. de Laffone, 40 degré du thermomètre de Réaumur.

Celle du grand puits carré eft la plus abondante.

L'on eft perfuadé que celle que l'on nomme la grande Grille mérite la préférence pour l'ufage. La prévention me paroît avoir beaucoup de part dans cette opinion ; car on n'en donne aucune raifon folide. L'on a comparé celle des Céleftins, qui eft froide, aux Eaux de Pougues; c'eft fans doute à caufe de la quantité d'acide crayeux qu'elle contient ; car d'ailleurs ces deux Sources diffèrent entr'elles par les autres principes.

Goût des animaux pour les Eaux gaseuses.

Avant d'entrer dans aucun détail sur les vertus de ces Eaux , je m'arrêterai un moment sur
une observation dont le merveilleux , sans
doute , a fait la célébrité. On lit dans tous les
Auteurs qui ont écrit sur les Eaux de Vichy ,
que les bestiaux traversent la rivière d'Allier ,
sans boire de son Eau , quoique pressés par la
soif, pour aller se désaltérer aux Sources minérales qu'ils préfèrent. On n'a prêté ce goût
qu'aux bœufs & aux vaches , quoique les chèvres , les moutons & les brebis l'aient plus fortement : la raison est aisée à deviner ; il eût
fallu faire traverser la rivière à la nage à ces
derniers : cela eût été difficile à persuader.

Ce phénomène , que l'on a embelli un peu
trop , se présente très - souvent dans la haute-
Auvergne , où les Eaux gaseuses se rencontrent
en grand nombre. Dès que ces animaux en ont
goûté une fois, l'instinct les y ramène de très-
loin , sur-tout si la source se trouve renfermée
dans un édifice dont les murs soient imprégnés
de sels. La saveur aigrelette des Eaux qui fait
sur eux la même impression que le sel , ou les
incrustations salines des murs qu'ils lèchent &
dont ils sont très - friands , les déterminent à

diriger leur courfe vers ces fources ; ils préfèrent même les Eaux gafeufes froides aux chaudes : cet attrait eft le même pour les moutons,
les chèvres & les vaches.

Manière de boire ces Eaux.

La dofe de ces Eaux eft depuis une pinte
jufqu'à deux dans le cours de la matinée :
l'âge, la conftitution, l'état de la maladie &
beaucoup d'autres circonftances exigent que l'on
varie entre ces deux termes, fuivant la prudence
du Médecin ; peut-être même faudroit-il en
permettre une plus grande quantité à certains
malades. J'en ai envoyé, l'été dernier, un à
Vichy, qui eft d'un tempérament mélancolique, atrabilaire, âgé de plus de foixante ans ;
il a bu, pendant foixante-quatre jours, deux
pintes d'eau chaque matin, moitié de la grande
Grille, moitié de celle des Céleftins ; il a pris
en même temps cinquante-fix bains ; il avoit
des engorgemens fenfibles au foie : il en eft
revenu foulagé. Je rapporte cet exemple, parce
qu'il peut fervir de règle pour la quantité de
boiffon que l'on peut faire prendre, en même
temps que les bains, dans un âge avancé : cet
exemple eft d'autant plus fûr, qu'il a été foutenu pendant un long efpace de temps.

Les malades ne les boivent pas toujours pures : on leur conseille souvent de les couper avec du lait, ou avec d'autres liquides mucilagineux, lorsque leur état l'exige. Je voudrois qu'on usât rarement de ce mélange.

Leur action principale se porte vers les urines ; elles excitent très-peu les sueurs. M. Giraud assure qu'elles sont rarement purgatives sur les lieux ; ce n'est qu'à l'aide des sels neutres, ou d'autres purgatifs qu'il les rend telles, lorsqu'il le juge nécessaire. Cependant *Claude Fouet & François Chomel*, qui ont été successivement Intendans de ces Eaux, nous assurent affirmativement qu'elles étoient purgatives. Nous observons fréquemment qu'elles rendent le ventre libre à certains malades, quoiqu'ils les boivent loin de la source : j'en ai été souvent le témoin dans ma Province, & je l'observe encore ici : M. Giraud lui-même avoue qu'elles procurent des évacuations salutaires par les selles, quelque temps après qu'on les a bues & que l'on a quitté Vichy. Cette diversité de sentimens, sur une propriété aussi essentielle, mériteroit qu'on l'observât de nouveau auprès des malades qui se rendent à Vichy, afin qu'elle fût determinée d'une manière constante & irrévocable (2).

Cette vertu purgative n'existeroit-elle plu

dans ces Eaux ? Le temps feul l'auroit-il fait difparaître, ou bien, feroit-ce en changeant la direction des tuyaux des fources, qu'elle fe feroit perdue ? Il feroit important d'en connoître la caufe, afin de favoir 1° jufqu'à quel point la direction d'une Source doit être refpectée ; 2° fi le laps du temps change véritablement la vertu des Eaux minérales (3), 3° afin que les Médecins éloignés des Sources euffent une opinion fixe & déterminée ; car je ne vois rien d'auffi embaraffant pour un Praticien, que cette incertitude fur les vertus du remède qu'il confeille.

M. Giraud fait fufpendre leur ufage, lorfque les felles deviennent difficiles, lorfque les jambes enflent, ou lorfque ces Eaux rendent douloureufes les glandes qui n'étoient qu'engorgées & indolentes auparavant. Il me femble que ce dernier fymptôme n'eft pas toujours un motif fuffifant pour s'arrêter ; c'eft fouvent un travail falutaire des Eaux qu'il faut livrer à lui-même ; l'on ne doit les faire difcontinuer que lorfqu'il eft trop violent.

L'obfervation a appris qu'il n'étoit pas poffible de déterminer le temps que l'on doit employer à les boire ; l'on fait au contraire que l'on pourroit en foutenir la boiffon pendant

plufieurs mois de fuite avec fuccès , & fans
que la fanté en fût dérangée ; il faut même y
revenir pendant plufieurs années pour détruire
les maladies invétérées. La plupart en effet de
celles qui ont befoin de ces Eaux ont un foyer
confidérable dans les vifcères du bas - ventre ,
plus ou moins pâteux , plus ou moins dur.

Il faut plufieurs faifons & même plufieurs années pour obtenir des guérifons.

Il n'eft donc pas furprenant que l'on doive
employer un temps très - long pour réuffir à le
détruire : il eft très-rare d'ailleurs que les forces
affoiblies du malade , ou d'autres circonftances ,
n'obligent le Médecin à l'attaquer lentement &
avec prudence. La plupart des malades , las de
leurs fouffrances , fe rebutent ordinairement
d'un traitement auffi long. Beaucoup font obligés d'y renoncer , par la nature de leurs affaires ,
ou la médiocrité de leur fortune : ces motifs
font manquer beaucoup de guérifons.

Les fondans falins & les favonneux alkalins augmentent leur effet.

On augmente fouvent leur effet en les af-
fociant avec les *fondans falins & les favonneux
alkalins.* Cette médecine active doit être fuivie
des

des plus heureux fuccès, lorfqu'on a fait précéder les bains & la boiffon en fuffifante quantité.
Je fuis perfuadé néanmoins que l'on ne les emploie point dans les maladies atrabilaires, quand
elles ont fait des progrès : j'en dirai bientôt
les raifons ; paffons à l'ufage des bains.

Des Bains tempérés.

Chacun prend des bains tempérés chez foi,
à Vichy comme à Bourbon : il y a cependant
une différence dans la manière de les préparer
qui doit opérer un changement dans leur manière d'agir. On coupe l'eau des Sources chaudes à Vichy avec de l'eau de la rivière, de
forte que le bain eft, dans un inftant, au
degré de température que l'on defire ; au lieu
qu'à Bourbon on laiffe évaporer l'eau pendant
la nuit, afin qu'elle ait le temps de fe refroidir.
Cette différence me porte à croire que les bains
de Vichy confervent un peu plus de leurs principes volatils, & ont, par cette raifon, un peu
plus d'activité : cette méthode n'eft pas cependant pratiquée par tous les malades ; il y en a
qui fe contentent de laiffer évaporer & refroidir
l'eau : ces bains font pour lors femblables à ceux
de Bourbon.

J'ai dit qu'à Bourbon, les bains tempérés

C

n'étoient , dans la plupart des circonſtances, qu'un remède préparatoire & inſuffiſant : je ne penſe point de même de ceux que l'on fait prendre à Vichy. Nous verrons bientôt que la principale vertu de ces Sources, eſt de guérir , ou du moins, de ſoulager les engorgemens & les obſtructions des viſcères du bas-ventre. Or , les humeurs qui les occaſionnent ont beſoin d'être délayées & diviſées, afin d'être évacuées , ou afin d'acquérir aſſez de fluidité pour pouvoir rentrer dans la circulation. Les bains tempérés , que l'on y prend , humectent & relâchent la peau ; ils pénètrent dans l'intérieur des organes; ils ſont très-propres , par leur qualité ſavonneuſe , à fondre ces humeurs épaiſſies ; ils font encore un ſecond effet , non moins précieux que le précédent. L'action de l'eau , que l'on prend en boiſſon , eſt ſenſiblement augmentée par le concours des bains.

Bains chauds néceſſaires à Vichy.

Quoique je reconnoiſſe l'utilité des bains tempérés de Vichy, je n'en ſuis pas moins perſuadé que les bains chauds y produiroient de très-bons effets dans le traitement de beaucoup de maladies : le plus grand nombre de celles qu'on y rencontre n'a pas beſoin , à la vérité , de

ces derniers ; il y a cependant des occasions où ,
en les plaçant à propos , ils seroient salutaires.

Voici les cas où ils seroient nécessaires. Quoique ce ne soit point ici la piscine des paralytiques , il en arrive quelquefois des environs, qui
n'ont pas le moyen de se transporter à Bourbon , ou ailleurs : il faut les traiter, puisqu'on
peut les guérir, en leur administrant ces Eaux :
or , sans bains chauds & sans douches, la cure
est impossible. Il en est de même des ankyloses & d'autres maladies dont on ne peut venir
à bout, sans irriter & stimuler , par le moyen
des bains chauds & des douches. Je reviendrai
sur la nécessité de cet établissement qui existoit
du temps de MM. *Fouet* & *Chomel* , & dont
ils ont vanté l'un & l'autre les bons effets.

Douche défectueuse.

L'on donne ici la douche à-peu-près de la
même manière qu'elle est administrée à Bourbon:
il seroit donc nécessaire d'y faire les mêmes
corrections. Pour retirer le plus grand avantage
de cette manière d'appliquer l'eau , il faut construire une pompe qui plonge dans le bain , laquelle portera l'eau à un réservoir élevé à une
hauteur déterminée , qui doit être couvert &
fermé exactement.

Il aura, comme je l'ai dit, des robinets à
fa bafe avec des tuyaux en cuir, qui y feront
adaptés, au moyen defquels le malade recevra
l'eau, chargée de tous fes principes & avec toute
fa chaleur. Cet établiffement manque à cette
Source, &, s'il n'eft point entré dans le plan
des Architectes qui s'occupent actuellement de
la conftruction des nouveaux bâtimens que M.
l'Intendant de la Généralité du Bourbonnois
fe propofe de faire faire à chaque fontaine, la
douche y fera toujours défectueufe.

La confervation des perfonnes du plus haut
rang, auxquelles on confeille ce remède chaque
jour, auroit dû en faire naître l'idée. Je ne puis
comprendre pourquoi l'on n'y a point penfé ces
années dernières, & je conçois encore moins
pourquoi on ne l'applique pas plus fouvent fur
les obftructions, les embarras des vifcères &
les coliques qui en font les fuites.

L'action falutaire des douches, que perfonne
ne peut contefter, me fournit une réflexion que
je vais ajouter ici, quoiqu'elle eût dû être placée
ailleurs. Elles font, felon mon opinion, une
preuve de l'utilité des bains chauds; leurs manières d'agir font les mêmes, & ils ne diffèrent
que par leur degré de force; car le bain chaud
n'eft qu'une douche appliquée fur toute la fur-

face du corps. Lorfque ces deux remèdes font adminiftrés enfemble, ce qui arrive chaque jour, ils fe fecondent mutuellement : ce qui confirme mon opinion, c'eft que l'on obferve que dans la cure des maladies leurs effets font à-peu-près les mêmes.

Action des Eaux.

Ces Eaux ont toujours été confidérées comme fondantes & apéritives, par les gens de l'art qui les ont adminiftrées à la Source. J'ai peine à me perfuader cependant qu'elles guériffent les véritables fchirres, ainfi que des Auteurs graves l'ont avancé ; il me paroît plus vraifemblable qu'elles faffent rendre, ainfi qu'on l'affure, des graviers, & même quelques petites pierres.

Leur action ne fe borne point au temps où l'on en ufe fur les lieux ; elles produifent des effets fenfibles long-temps après qu'on les a quittées : les fontes confidérables qui furviennent aux malades par les felles, après qu'ils font de retour chez eux, prouvent la continuité de cette action. Cette évacuation, confirmée par l'obfervation, arrive plutôt aux uns qu'aux autres ; prefque tous les malades font néanmoins affurés de l'éprouver.

Parmi les obfervations que je dois à M. Giraud, il y en a une qui eſt ſingulière : le foie, ſelon lui, ſe dégorge & reprend ſon état naturel, pendant que l'on fait uſage des Eaux ſur les lieux, au lieu que la ratte ne prend que quelques degrés de ramolliſſement : ce n'eſt que pluſieurs mois après, que le dégorgement & le rétabliſſement de ce viſcère arrivent. L'expérience, qu'il prétend avoir acquiſe ſur ce ramolliſſement, l'éclaire ſur les purgatifs qu'il doit conſeiller, afin d'aider le travail des Eaux ; elle lui donne, en même temps, la ſatisfaction de prédire une guériſon prochaine à des malades, qui quittent les Eaux dans le doute ſi elles leur ont été ſalutaires.

L'on ne doit jamais employer ce remède dans les maladies aiguës inflammatoires & autres, de même que pendant le paroxiſme de toute eſpèce de coliques ; ſon activité en augmente pour-lors le danger.

Ces Sources méritent, à juſte titre, une des premières places parmi les Eaux ſalutaires du Royaume. Je vais tâcher de déterminer le degré de confiance que l'on doit leur accorder, dans les différentes maladies pour leſquelles on y a recours.

Elles font utiles dans les maladies du foie, de l'eſtomac, de la ratte, &c.

Leur principale vertu ſe déploie dans les maladies chroniques dont le ſiège eſt dans les viſcères du bas-ventre : c'eſt ſur-tout dans celles de l'eſtomac, du foie, de la ratte & des parties qui les entourent, que leur action eſt ſuivie des plus grands ſuccès. (4).

Les coliques hépatiques, ſoit qu'elles ſoient occaſionnées par des calculs, ou par toute autre cauſe, tous les déſordres de l'eſtomac, ſur-tout les vomiſſemens, à moins qu'ils ne dépendent de quelque dureté ſquirreuſe, les engorgemens du ſyſtême de la veine-porte, les coliques hémorrhoïdales, les obſtructions, de quelque nature qu'elles ſoient, & quelque ſoit leur ſiège dans l'intérieur du bas-ventre, les pâles couleurs, les flueuts blanches ; la plûpart des ſouffrances nerveuſes dont la cauſe eſt dans les hypocondres, trouvent leur guériſon, ou au moins, un ſoulagement ſenſible, dans l'uſage continué de ces Eaux.

J'ai excepté les ſquirres, parce que je les crois incurables, lorſqu'ils ont la dureté qui fait leur caractère ; la partie ſquirreuſe étant pour-lors déſorganiſée, il n'eſt point au pouvoir de la

C iv

médecine de lui rendre son premier état ; il faudroit créer , elle ne peut que rétablir. Ceux qui rapportent de pareilles observations les ont confondues vraisemblablement avec des obstructions , ou des engorgemens vasculaires simples. Il me semble que les Médecins , ennemis du merveilleux , doivent adopter cette dernière opinion.

Voici une seconde exception à faire : l'on ne doute plus aujourd'hui que les Eaux de Vichy ne fassent périr les atrabilaires avancés , ou qu'elles n'augmentent les accidens qui leur rendent la vie insupportable. M. de Lassone , ainsi que MM. les Intendans de ces Sources , nous en rapportent nombre d'observations : l'on envoie cependant chaque jour un grand nombre d'hypocondriaques à cette Source , dont la plupart reviennent soulagés. Je vais m'arrêter sur cette contradiction apparente , parce qu'il est important de savoir distinguer les époques de cette maladie , où ces Eaux font du bien , d'avec celles où elles font du mal.

Ses commencemens , ainsi que ses progrès , font ordinairement fort lents ; ce n'est qu'après avoir traîné une triste existence pendant nombre d'années , que le malade succombe enfin.

Soit que les facultés de l'ame aient commencé

par frapper les viscères qui en sont le siège ;
soit que ce soit une cause physique qui ait donné
naissance à leur engorgement , l'on voit qu'ils
font encore leurs fonctions : le malade mène ,
à la vérité , une vie pénible & souffrante , mais
il remplit les devoirs de la société ; il vit. Quel
est donc le moment où ces Eaux peuvent le guérir , ou le soulager ? quel est l'instant fatal où
elles aggraveront ses maux & abrégeront ses
jours ? les voici : je vais commencer par l'époque où le malade est désespéré.

Dernier degré de l'affection hypocondriaque incurable.

Si un malade se présente à vous , affligé de
cette cruelle maladie depuis plusieurs années ;
si vous le trouvez rongé de chagrin , accablé
de tristesse , sans motif ; qu'il soit dans un état
de maigreur & de dépérissement considérables ,
les yeux caves , le teint plombé , les hypocondres creux ; quand ce dernier symptôme n'existe-
roit point , pourvu qu'il ait la face hyppocra-
tique ; s'il a eu des évacuations par le haut, ou
par le bas , jaunes , vertes, ou noires , fétides
& poisseuses ; s'il rend des selles noires , sèches
en forme de crotins ; si ses urines sont quelquefois jaunes & huileuses ; si ses digestions font

presque nulles ; quelles tournent à l'aigre, ou
quelles aient l'odeur d'œufs couvés ; si ses forces sont presques perdues ; si son poulx est lent
& foible habituellement , ou si quelquefois
vous le trouvez petit & fréquent ; les Eaux
lui seroient mortelles ; il ne reste au Médecin
que des conseils d'humanité & de consolation à
lui donner.

Premier degré guérissable.

Si quelqu'un, au contraire, n'est en proie à
cette maladie que depuis peu de temps ; qu'il
soit dans le premier degré , quand il auroit
le peau un peu terne & sèche ; quand il auroit
maigri; sa tristesse, ses craintes, son extrème
sensibilité ne doivent point vous effrayer, malgré les dérangemens que vous trouverez chez lui
dans les premières voies, il faut l'envoyer aux
Eaux, parce que le désordre des viscères des
hypocondres ne peut être considérable : il est
encore tems de le soulager, & même de le
guérir. Le voyage, la température du climat,
la beauté du lieu & de ses environs seconderont
leur action; tout concourra à changer l'ordre de
ses idées & le ton de ses sensations; l'harmonie
se rétablira dans les fonctions des viscères.

Second degré difficile à juger.

Le second degré des affections hypocondriaques, laisse encore quelque espérance.
Quoiqu'un malade ait supporté cette maladie
pendant plusieurs années, il n'est pas toujours
sans espoir; il est difficile néanmoins de porter
un jugement certain de l'effet des Eaux sur lui,
lorsque le mal a fait des progrès; il est peut-
être plus difficile encore de les bien administrer :
on va en juger par les accidens qui le tour-
mentent à cette époque.

Les idées du mélancolique font noires pour-
lors, ses passions font fortes; il est porté à la méditation; il aime la solitude; l'ennui & la tristesse le poursuivent pendant qu'il veille; des
rêves affreux troublent son sommeil : c'est sur-
tout quand il est resté long-tems à jeun, ou que
la dernière coction des alimens qu'il a pris, finit
qu'il éprouve les plus forts accès de tristesse.
L'amour de la vie, ce sentiment si précieux
& si nécessaire à l'homme, est presque éteint
en lui; sa raison lutte contre le dégoût, qui
le porte à se délivrer du fardeau de son existence : s'il sort quelquefois de cet état, c'est par
un élan forcé qui le porte subitement à un excès
de joie; car il est extrême en tout; méfiant,

foupçonneux, colère, vindicatif, craintif, pu-
fillanime fur les maux qu'il n'a point, il redoute quelquefois la mort qu'il eût bravée
dans d'autres inftans ; capable des actions les
plus fublimes, comme des forfaits les plus in-
nouis, fon imagination, vafte & vive, enfante
les plus grands projets ; fon intelligence s'accroît
par la méditation, fa maladie même lui donne
l'aptitude à faire les plus grands progrès dans
tous les genres de connoiffances.

Tel eft à peu près le tableau moral de l'hypocondriaque dans le fecond degré : on pourroit
le varier par des nuances infinies, voyez fon
état phyfique ; il digère mal ; les vents, les ai-
greurs, le poids des alimens fur l'eftomac,
font un de fes plus cruels tourmens : tantôt
preffé par une faim vorace, il fe donne une
indigeftion ; d'autres fois, un dégoût général
le jette dans des défaillances; fon goût in-
conftant fur tous les alimens lui fait abhorrer
un mets qu'il trouvoit délicieux la veille.

Les coliques, les conftipations ne font fuf-
pendues chez lui que par des dévoiemens mo-
mentanés.

Tous fes fucs digeftifs s'épaiffiffent infenfiblement ; la bile, vifqueufe de fa nature, prend
la confiftance de la poix ; il fe forme des obftruc-

tions de tous les genres, dans les différens organes de l'abdomen.

Sa tête eft fouvent embarraſſée : il eſt fujet à
des migraines opiniâtres ; il ſe plaint de douleurs , de ſpaſmes dans des parties éloignées du
foyer de ſon mal , qui n'en ſont que des exten-
ſions ſympathiques.

Quoique tous ces déſordres ſoient graves &
embarraſſans , un Médecin ne doit point en être
rebuté ; ſon premier coup-d'œil doit ſe porter
ſur les viſcères, quand il les trouveroit un peu
engorgés, pourvu que le tact ne lui montre aucune partie véritablement ſquirreuſe ; s'ils ſont
encore une partie de leurs fonctions, malgré le
cours difficile de la bile , il doit tenter l'uſage
des Eaux , ſans ſe diſſimuler que leurs effets ſeront très-douteux : il doit ſe rappeller qu'il peut
ſurvenir des vomiſſemens , des diarrhées vertes ,
noirâtres , accompagnées de défaillances & de
découragemens ; que le pouls peut devenir petit,
ſerré , fiévreux , irrégulier ; s'il n'y prend garde ,
l'action fondante des Eaux rendra l'atrabile plus
corroſive , en la délayant. Cette dernière , miſe
en mouvement , ſtimulera les forces organiques,
d'où il réſultera des efforts ſi violens , ſouvent
ſi douloureux , avec des évacuations ſi abondantes, que le malade déjà épuiſé y ſuccom-
bera.

Boërhaave nous indique la marche qu'il faut tenir pour lors : écoutons fes excellens préceptes. Les évacuations, nous dit-il, font indifpen- fables ; mais elles font funeftes, fi elles ne font point modérées : il faudroit donc préparer le malade aux Eaux ; les lui faire boire à petite dofe coupées avec l'eau de poulet, le petit lait, ou tout autre liquide mucilagineux. On les com- bineroit avec les bains tempérés, qui font en ufage à la Source ; je voudrois même que l'on fît ufage de l'opium pour modérer leur action, ou les évacuations trop confidérables, s'il en étoit furvenues : la prudence exige encore beaucoup d'autres précautions. Le malade doit refter long- tems aux petites dofes de boiffon ; fes bains doivent être fufpendus de temps en temps ; on doit y mêler de l'exercice, & même de petits voyages : les fecours de tous les genres de diffi- pation doivent être employés & ménagés avec adreffe.

Douches fur les hypocondres , utiles.

Outre les bains tempérés & la boiffon, il feroit à fouhaiter que l'on ajoutât à ce traite- ment, dans certains cas, des douches très-lé- gères fur les régions du foie & de la rate. J'ai vu feu M. Bordeu, père, en 1761, s'en

fervir avec fuccès aux Eaux de Barèges, contre
cette maladie. D'après lui, j'en ai fait le même
ufage aux Eaux du Mont-d'Or, & j'ai vu qu'elles
redonnoient du reffort à ces vifcères. Il faut bien
prendre garde néanmoins, avant d'y expofer le
malade, qu'il fupporte facilement la boiffon &
les bains, & que fes derniers ayent préparé fes
organes à réfifter à leur choc. Il eft inutile de
répéter, que fi l'on étoit certain de quelque
fquirre, ou de quelque abcès, ces Eaux feroient
beaucoup de mal.

Dans quelles maladies elles font utiles.

Les embarras des reins y guériffent, lorfqu'ils ont pour caufe des glaires, du gravier,
ou de petites pierres ; il y a plus d'un fiècle
que cette obfervation a été faite par *Claude
Fouet.*

Les dépôts laiteux, & ce qu'on appelle laits
répandus, y font diffipés & fondus bien plus
fûrement par la douche, la boiffon & les bains,
que par tous les fpécifiques anti-laiteux, dont on
nous vante ici chaque jour les merveilles.

Les fièvres intermittentes invétérées, & tous
les défordres qui en font les fuites, y trouvent
prefque tous une parfaite guérifon : c'eft l'efpèce
de maladie dont les cures font les plus nombreufes.

Beaucoup de paralytiques y trouvent du soulagement. Il y en a même qui y recouvrent l'usage parfait de leurs membres. Ce n'est pas néanmoins à cette Source, que je donnerois la préférence pour traiter ces maladies ; Bourbon - l'Archambault est beaucoup plus efficace. Je voudrois préparer le malade aux douches de Bourbon par la boisson des Eaux de Vichy, aiguisées par les sels neutres, ou combinées avec des purgatifs résineux.

Les ankyloses & les engorgemens des articulations, autres que ceux qui dépendent de la goutte, beaucoup d'engorgemens glanduleux cèdent aux douches & aux bains de Vichy : ces cures sont confirmées par nombre d'observations. J'ai déjà dit que cette vertu est commune à toutes les Eaux Thermales ; il n'en est point qui n'opèrent les mêmes effets.

Certaines maladies de la tête , dont le siége est dans l'estomac, doivent nécessairement être guéries, ou soulagées par l'efficacité de ces Eaux. Quoique les observations me manquent pour le prouver , leurs effets connus en établissent suffisamment la possibilité.

En parlant des douches en général , je prouverai ailleurs l'utilité de celles des Eaux Thermales dans la cure de certaines hydropisies.

Voilà

Voilà à peu près les maladies contre lefquelles la vertu des Eaux de Vichy eft reconnue : voyons à préfent quelles font celles où elles font nuifibles.

Dans quelles maladies elles font nuifibles.

Les maladies de la peau ne guériffent point à Vichy, fuivant le témoignage de M. Giraud, à moins qu'elles ne foient occafionnées par un vice de la bile. Cette obfervation eft de la plus grande importance, & mérite l'attention la plus fcrupuleufe ; car il eft très-difficile de diftinguer dans le traitement de ces maladies, quand le vice de la bile occafionne celui des humeurs de la peau, ou quand le vice de ces dernières, ayant commencé le premier, altère enfuite les qualités de la bile. La Médecine-Pratique n'a point de fignes certains qui lui apprennent à diftinguer l'un de l'autre ; & ce problème, propofé par la Société de Médecine, ne me paroît point encore réfolu.

Une obfervation conftante a, dit-on, démontré qu'elles font nuifibles dans les phthifies pulmonaires : ce fait eft fi généralement reconnu, que l'on renvoie tous les pulmoniques qui s'y préfentent. Cependant, lorfque la pulmonie eft fecondaire, & que la caufe primitive réfide

D

dans le foie, ce qui arrive très-souvent, je suis fermement persuadé, que dans le premier degré de cette espèce de pulmonie, où il est encore tems d'attaquer la cause primitive, les Eaux de Vichy doivent réussir.

Parmi le grand nombre des poitrinaires qui arrivent aux Eaux du Mont-d'Or, il y en a beaucoup dont le foie a été attaqué avant les poumons : je ne faisois du bien à ces malades qu'en travaillant auparavant à faire couler la bile & à rétablir les fonctions du foie.

J'invite MM. les Médecins qui dirigeront les Sources de Vichy à suivre cette observation sur les phthisies hépatiques, pendant qu'elles sont dans le premier degré, & même au commencement du second.

Il seroit très-avantageux de faire précéder les Eaux de ces Sources par les bains tempérés ; car c'est encore un préjugé de ne vouloir point que les phthisiques prennent des bains tempérés d'Eaux Minérales. Ils secondent l'effet des Eaux en boisson, pourvu que les malades ne restent pas long-tems dans le bain, qu'ils ne se baignent pas chaque jour, & qu'ils ne prennent que des demi-bains. On les enverroit ensuite aux Eaux du Mont-d'Or pour finir la guérison.

Le silence des Médecins sur les maladies de

la veſſie me fait préſumer que ceux, qui ont
le malheur d'en être atteints, n'y trouvent aucun ſoulagement.

Je vais finir mes réflexions par le régime
que l'on fait obſerver aux malades. M. le Médecin des Eaux m'a aſſuré qu'il preſcrivoit celui
que l'on conſeille aux convaleſcens. Il eſt certainement très-ſage ; parce qu'il conſiſte dans
des alimens légers & de facile digeſtion. Je
voudrois néanmoins qu'il y ajoutât des fruits
& des végétaux, par les raiſons que je donnerai
dans le quatrième chapitre. Ils ſont ſains, ils
ſont même ſalutaires, pendant l'adminiſtration
des Eaux. Je crains beaucoup que l'on ne ſuive
point exactement ſes conſeils dans les auberges;
car j'y ai vu les tables chargées uniquement de
viandes & de ragoûts.

CHAPITRE III.

Des Eaux du Mont-d'Or.

Description de la baſſe-Auvergne & de la frontière du Bourbonnois.

LA diſtance de Vichy au Mont-d'Or eſt d'environ vingt-deux lieues. L'on dirige, en partant, ſa route vers le Sud-Oueſt. On traverſe dans la première journée les frontières du Bourbonnois & de la baſſe-Auvergne, juſques à Clermont-Ferrand, capitale de cette dernière Province. Ce canton eſt très-agréable : ce ſont des champs très-bien cultivés que des rangées de noyers ſéparent. Dès qu'on eſt arrivé à l'entrée de la baſſe-Auvergne, on trouve des vergers immenſes, dont les fruits délicieux ſuffiſent preſque à l'approviſionnement de Paris. Des coteaux couverts de bois, ou de vignobles, coupent & varient l'aſpect uniforme de ces champs & de ces vergers. L'on ne peut ſe laſſer de contempler ce pays qui le diſpute, par ſa beauté & ſa fertilité, à la Touraine qu'on ſait être le jardin de la France.

Description des Montagnes.

La scène change dès la seconde journée ; ce ne sont plus ces paysages variés, ce climat doux, ce ciel pur de la veille. Le voyageur, surpris de la hardiesse des grands chemins, se voit transporté, en moins de trois heures, sur nos plus hautes montagnes. La vûe de ces grandes masses l'émeut & l'étonne, à mesure qu'il avance pendant l'espace de douze lieues ; il se trouve tantôt sur des cîmes très-élevées, tantôt dans les sinuosités profondes des vallons, où il est obligé de traverser nombre de rivières & de torrens. Les sites affreux & escarpés, dont il est continuellement environné, frappent son ame d'admiration ; les courans d'air vifs & frais qu'il respire, ou dont il reçoit le choc, augmentent ses forces & son appétit ; toutes les impressions qu'il éprouve dans ce nouveau climat excitent en lui des sensations fortes ; enfin, il arrive au pied du Mont - d'Or dans un désert encore plus affreux que tout ce qu'il a parcouru.

Si les beautés de la nature sauvage l'ont enchanté par cette dernière journée, il faut avouer que la mauvaise tenue des grands chemins l'a souvent rebuté, & lui a fait regretter la plaine. Je fais cette observation pour les malheureux,

pulmoniques qui en font quelquefois les victimes. On les voit arriver brifés & moulus par
les chaots, obligés de garder le lit pendant
plufieurs jours , pour fe remettre de la fatigue
qu'ils ont effuyée. Heureufement M. l'Intendant
d'Auvergne vient de diminuer leurs maux, en
faifant exécuter un beau chemin, à travers les
rochers & les précipices qu'il falloit franchir
auparavant, pendant l'efpace de quatre lieues.

Defcription du lieu du Mont-d'Or.

Le féjour du Mont-d'Or eft défagréable ,
fous tous les rapports ; les maifons y font mal
bâties, mal diftribuées, &, qui pis eft, mal-
propres. Les malades n'y trouvent que très-peu
des commodités néceffaires à leur état. On eft
très-à-plaindre, fi l'on n'y porte point du linge
de toute efpèce , & fon coucher. En vain a-t-on
repréfenté aux habitans qui font riches & aifés ,
qu'il étoit de leur intérêt de fe bien loger ,
afin d'attirer un plus grand nombre de malades ;
que leurs revenus croîtroient, en raifon de leurs
dépenfes ; on n'a jamais pu vaincre leur in-
dolence.

Il faut efpérer que lorfque M. l'Intendant
aura fait exécuter le projet qu'il a, dit-on, de
faire conftruire des bâtimens commodes & fa-

lubres, pour renfermer les Sources, fa bienfai-
fance le portera à donner des encouragemens
& des gratifications à fes habitans, afin de
leur donner de l'émulation pour bâtir. En fait
d'adminiftration une Source minérale célèbre
eft un fonds précieux pour une Province
pauvre. Elle y attire le numéraire, & donne
de la valeur aux denrées. Barréges, Bagnières
de Luchon, & autres, enrichiffent les déferts
où elles font placées. Il y a long-tems que les
environs du Mont-d'Or ne reffentiroient plus
la mifère, fi l'on avoit fait conftruire des maifons
commodes auprès de cette Source; & fi les
chemins, pour y arriver, euffent été praticables.

Le vallon du Mont-d'Or ne produit aucun
fruit, ni aucun jardinage; le climat y eft trop
froid. L'on fait venir tous les vivres de la baffe-
Auvergne; ils feroient excelléns, s'ils étoient
bien choifis, fur-tout les végétaux qui font délicieux dans cette Province. Ils font, au contraire, la plupart déteftables par l'avarice des
pourvoyeurs. Le fol des environs du Mont-d'Or
fournit néanmoins des moutons, du laitage,
des truites & des fraifes fauvages de bonne
qualité.

Etat de l'athmosphère.

L'athmosphère y est très-variable, souvent pluvieuse, ou chargée de brouillards. Il est prudent d'y être toujours vêtu avec des habits d'hiver. L'on n'avoit jusques à présent que des promenades pénibles à travers les rochers ; l'on aura à l'avenir la ressource du grand chemin. Ce sera un avantage précieux pour les pulmoniques, qui, ne pouvant faire de longues courses à pied, pourront aller respirer l'air en voiture.

Il ne reste aujourd'hui que quatre Sources chaudes au Mont-d'Or ; la cinquième s'est perdue il y a environ quarante ans : il y en a une autre qui est froide ; mais dont on fait très-peu d'usage.

Description des Sources.

Les vestiges des anciens édifices que l'on voit encore sur les lieux prouvent qu'elles ont été connues des Romains. C'est par cette raison, sans doute, que la première est appellée *le bain de César* ; elle est la plus chaude & la plus abondante. Le thermomètre de Réaumur s'y s'élève jusques à trente-six degrés & demi. Je vais donner une description exacte de l'édifice qui la renferme, à cause d'un phénomène singulier qu'on y observe, dont je rendrai compte en même tems.

Description du bain de César.

Elle jaillit dans une grotte placée à environ quarante pieds d'élévation, fur le penchant de la montagne. Cette grotte eft conftruite en pierres de taille : elle eft voûtée, & de forme cylindrique. Sa hauteur eft d'environ dix pieds fur fept de diamètre, l'entrée en eft étroite. On eft forcé de la laiffer ouverte, lorfqu'on donne la douche, ou le bain, afin de pouvoir refpirer. Il y a dans fon milieu un baffin d'une feule pierre, qui eft auffi de forme cylindrique; ce baffin a trois pieds & demi de hauteur, fur trois de diamètre; il fert à prendre le bain chaud; il eft percé par le bas, afin de pouvoir recevoir le jet de la Source. Le terrein a été creufé, de manière qu'il y eft enterré jufques au niveau du fol, & préfente l'ouverture d'un puits. L'on conçoit que ce baffin eft toujours plein, & que l'eau très-chaude qui le remplit, fournit une évaporation continuelle & confidérable. Par cette raifon, l'air de l'intérieur de la grotte, dont la capacité eft très-petite, doit être trèschaud, très-humide & très-gazeux; car l'on n'ignore point que les Sources du Mont-d'Or contiennent une quantité confidérable de différens gaz.

Or, voici à préfent ce que l'on obferve de remarquable certains jours, dans fon intérieur, lorfque le ciel eft couvert de nuages électriques, ou dans des tems de brouillards, que l'habitude & l'expérience ont appris aux habitans à connoître. Il eft très-dangereux pour-lors d'y entrer, & d'y refter quelques minutes ; voici ce qui arrive lorfqu'on s'y expofe dans ces tems critiques : on éprouve auffi-tôt de la difficulté à refpirer ; l'oppreffion fuit de près. Si l'on n'en fort promptement, l'on tombe en défaillance, foit que l'on foit dans le bain, foit dans la grotte feulement. On a plufieurs exemples de perfonnes qui ont été frappées d'afphixies ; en moins d'un quart-d'heure ; quelques-unes ont été mortelles. J'y ai vu périr, il y a vingt ans, un Soldat Efpagnol qui s'étoit obftiné à vouloir s'y baigner, quoiqu'on l'eût averti du danger qu'il couroit.

Les habitans, & fur-tout les doucheurs, reconnoiffent ce danger par un picotement qu'ils éprouvent en entrant dans la grotte les jambes nues. Ils fe fentent oppreffés peu de tems après qu'ils y font entrés ; ils y tomberoient en défaillance, s'ils n'en fortoient bien vîte. La lumière des bougies s'y éteint pour lors. L'habitude les a rendus fi certains de ce phénomène méphitique, qu'ils vous difent, à l'infpection de la vapeur qui fort par la porte, & par le tems qu'il fait, que l'on ne peut point s'y baigner, qu'il feroit même imprudent d'y entrer.

Autrefois j'avois été témoin de ce phénomène; il m'a été certifié de nouveau dans mon dernier voyage par M. Ribeyre, Chirurgien très-judicieux, qui habite depuis trente ans fur les lieux. Les doucheurs, ainfi que d'autres habitans, me l'ont confirmé pareillement.

Pour peu que l'on réfléchiffe fur les circonftances qui l'accompagnent, il fera auffi facile d'en expliquer la caufe, que d'y appliquer le remède.

Ces Eaux font imprégnées d'une fi grande quantité d'air fixe, qu'il y eft fenfible au goût & à la vue; lorfqu'on en boit, on leur trouve la faveur piquante & aigrelette des Eaux gafeufes. Les bulles d'air adhèrent aux parois d'un verre plein de cette Eau; & elles pétillent à fa furface. Cela pofé, il eft vraifemblable que certaines caufes qui tiennent à l'état de l'athmofphère, dégagent les gas de ces Eaux en très-grande abondance dans certains jours.

Air fixe, cause du méphitisme du bain de César.

Cette émanation subite & considérable une fois supposée, que l'on se rappelle que l'intérieur de la grotte est très-étroit ; par cette raison, il contient très-peu d'air athmosphérique. Or, s'il est possible qu'une grande quantité de gas se rencontre dans la grotte avec une petite masse d'air athmosphérique, dès-lors ce dernier doit être vicié nécessairement par les premiers. Il n'est plus respirable ; il donnera donc de l'oppression, il suffoquera, il fera tomber en asphixie presque tous les animaux qui le respireront, suivant le plus ou moins de tems qu'ils y demeureront exposés.

En rendant compte de ce phénomène, je ne veux point effrayer le public : ni raconter du merveilleux aux gens de l'art. J'avoue qu'il arrive rarement des accidens graves au bain de César, parce que l'expérience a appris heureusement aux habitans à s'en garentir, & à en préserver les étrangers. On auroit tort néanmoins de douter de la vérité de ce méphitisme momentané, parce que l'on y baigne les malades sans le craindre, & que l'on n'y voit que très-rarement des syncopes, ou des morts subites.

Moyen de remédier au méphitifme.

C'eft, fans doute, parce qu'il eft facile de s'en préferver, que les Médecins, prépofés pour l'adminiftration des Eaux, n'ont jamais fongé à y remédier. Rien n'étoit cependant fi fimple, ni fi facile que d'empêcher ces gas d'être nuifibles, en quelque quantité qu'ils fe dégageaffent. Que l'on préfente à la furfaffe de l'eau du baffin, une affez grande maffe, ou des courans d'air athmofphérique fuffifants; dès-lors le mélange de l'un & de l'autre air fera toujours refpirable, & ne fera jamais de mal.

Pour y parvenir, il faudroit détruire la grotte, qui eft d'ailleurs très-incommode, foit pour fe baigner, foit pour prendre la douche; que l'on fubftituât à fa place un bâtiment beaucoup plus fpacieux, afin qu'il contînt un grand volume d'air. On y pratiqueroit plufieurs fenêtres qui le rendroient clair & agréable, en même-tems qu'elles formeroient des courans d'air qui renouvelleroient fans ceffe celui de l'intérieur. J'ai déjà fait obferver que, dans l'état actuel, on eft forcé de laiffer la porte ouverte pendant les bains & la douche, afin de procurer de l'air refpirable aux malades. Cela prouve la néceffité de conftruire un bâtiment plus grand, qui mettroit en tout tems à l'abri du danger.

En exécutant ce projet, l'on doit bien fe donner de garde de toucher au baffin, ou à la Source. Les gens inftruit favent combien l'on doit refpecter les ouvrages de la nature. Il n'y auroit qu'un imprudent, ou un ignorant, qui pût donner ce confeil, fous le prétexte de rendre le bâtiment plus régulier, ou plus commode.

Sources, appellées les Grands Bains.

En defcendant du bain de Céfar, l'on trouve à vingt pas, deux autres Sources, appellées les grands bains. Elles fourdent l'une à côté de l'autre, chacune dans un baffin qui a environ une toife quarrée de furface. Ils font féparés par un mur mitoyen de la hauteur de trois pieds. Le bâtiment qui les renferment a quatre toifes quarrées. L'élévation de fon plancher fupérieur eft d'environ quinze à feize pieds. La porte d'entrée en eft large & fpacieufe, & refte toujours ouverte pendant les heures des bains & des douches. Le Jet de chaque Source eft confidérable. La chaleur des Eaux eft cependant moindre que celle du bain de Céfar; le ther-momètre n'y monte qu'à trente-cinq degrés.

Quoique la furface de ces bains donne une évaporation confidérable, dont on peut juger par la vapeur épaiffe qui fort par la porte d'entrée, & par l'air chaud & humide que l'on refpire dans l'intérieur, il n'y arrive jamais aucun des accidens que l'on éprouve au bain de Céfar.

Les malades qui font dans ces derniers bains, ou qui y prennent la douche, fe plaignent feulement quelquefois qu'ils ont befoin de l'air extérieur, lorfque les doucheurs, les baigneufes, les porteurs de chaifes, ou d'autres fpectateurs fe raffemblent en trop grand nombre dans le bâtiment. Or, dès que ces deux Sources font auffi gafeufes que la première, que leur évaporation eft plus confidérable : l'on ne peut attribuer le bien-être des malades dans l'eau, & leur facilité à refpirer, qu'au grand volume d'air athmofphérique dont ils jouiffent dans le bain, & à la facilité qu'il a de fe renouveller par la grande porte d'entrée. Ce qui fe paffe ici, démontre la néceffité de conftruire le bâtiment que je viens de propofer pour le bain de Céfar.

Fontaine de la Magdeleine.

La quatrième Source eft appellée la fontaine de la Magdeleine. Elle fort à deux cents pas plus bas, au milieu d'une place mal-propre & fans pavé. On eft fort furpris de la voir jaillir en plein air, fans être renfermée dans aucun édifice ; il n'y a pas même un baffin pour la contenir. Son jet eft abondant ; elle eft la plus tempé-

rée ; c'eſt la ſeule dont on permet aux malades
de boire. Le préjugé va plus loin , on n'envoie
pas d'autre que celle-là dans les Provinces , à
moins que l'on ne demande expreſſément de
celle du bain de Céſar , ou des grands bains.

Manière d'adminiſtrer les Eaux du Mont-d'Or.

Voici quelle eſt la manière d'adminiſtrer les
Eaux. Pour quelque maladie que vous arriviez
au Mont-d'Or , le Médecin vous prépare par
la ſaignée & la purgation. Cette précaution eſt
ſage , il n'y a point d'inconvénient de la mettre
en pratique. Les ſelles vont être rares & difficiles , pendant long-tems ; il eſt prudent de
nettoyer les premières voies ; il ne l'eſt pas moins
de diminuer le volume du ſang : car ces Eaux,
comme je l'ai déjà fait obſerver , étant gaſeuſes &
thermales, portent à la tête. Les pulmoniques
forment néanmoins une exception à cette règle :
on redoute la ſaignée avec raiſon dans cette
maladie, comme remède préparatoire ; cependant, lorſque les malades ſont dans le premier
degré , qu'ils conſervent encore leur conſtitu-
tion ſanguine, il y en a beaucoup auxquels je
voudrois qu'on fît tirer du ſang du bras , avant
de leur permettre de boire , ſur-tout, ſi c'eſt une
perſonne du ſexe. Il faudroit la ſaigner , quand
elle

elle n'auroit aucun dérangement dans ses règles, à moins que son épuisement n'y mît obstacle.

Exception pour la purgation chez les Pul-
moniques.

Il y a pareillement une circonstance qui devroit déterminer à faire commencer les Eaux aux pulmoniques, sans faire précéder la purgation. Lorsqu'ils sont avancés, l'on sait que leurs humeurs âcres & putrides ont pour lors une tendance à se porter vers les premières voies; il leur survient, à cette époque, des dévoiemens qu'il est difficile d'arrêter. Cette crainte devroit, dans ces derniers cas, faire omettre la purgation.

Lorsque les premières voies sont en bon état quant les malades arrivent au Mont-d'Or, & que leurs digestions se font bien, l'on doit leur faire essayer les Eaux sans les purger, & si elles passent, il est inutile d'avoir recours à cette préparation.

Ordre de la boisson par verrées, la quantité
n'est jamais d'une pinte.

Après la saignée & la purgation, vous commencez à boire, ou à vous baigner, suivant la maladie qui vous a conduit à cette Source. L'ordre de la boisson est par verrées; l'on met un quart-d'heure d'intervalle, & même davantage de l'une à l'autre : l'on commence par

E

par deux, ou trois verres chaque matin. La plus
grande dofe ne va jamais jufqu'à une pinte par
jour (5), du moins chez les malades qui font
dociles, & qui ont des conseils fages, car quoiqu'on puiffe boire impunément cette quantité,
plufieurs jours de fuite, il feroit très-imprudent
de la continuer long-temps. Le grand nombre
des buveurs étant afthmatiques, ou pulmoniques,
l'expérience a appris qu'il leur arrivoit des fuffo-
cations, des toux violentes, des crachemens de
fang, lorfqu'ils avoient la témérité de fe fur-
charger de boiffon. Ces accidens n'arrivent jamais au contraire, lorfque l'on s'en tient à
une dofe modérée, c'eft un fait fondé fur l'expérience. L'Auteur qui a écrit le contraire dans
un Traité fur les Eaux Minérales s'eft trompé;
cela n'eft pas furprenant, il n'avoit jamais été
fur les lieux, & il les connoiffoit très-peu.

Plufieurs faifons néceffaires pour guérir.

L'ufage eft de les continuer pendant 18, 20,
25 jours; certains malades font affez fages pour
les reprendre une feconde faifon, après avoir
eu un intervalle de repos. Il feroit à fouhaiter que tous les phthifiques euffent le courage
de fuivre cette méthode, car ce n'eft qu'après

les avoir continuées long-tems, & à petite
dose, qu'elles ont du succès dans ces maladies.

Saignée, purgation néceſſaires, pendant la boiſſon
des Eaux ; il faut les mitiger quelquefois.

Leur trop forte action ſur certains malades
oblige de recourir à la ſaignée, pendant la ſaiſon
des Eaux. D'autres fois, il faut les faire ſuſpendre, pour donner une purgation. Cette dernière précaution eſt néanmoins rarement néceſſaire : on eſt obligé de les couper avec du lait, du
petit-lait, ou des décoctions mucilagineuſes,
afin de les faire paſſer dans les tempéramens délicats , & chez les poitrinaires avancés.

Quoiqu'elles reſsèrent conſtamment, il y a
certains malades chez leſquels elles deviennent
purgatives ; on les leur fait ſuſpendre auſſi tôt,
parce qu'on regarde cet effet comme contraire à
ceux qu'elles doivent produire.

Diarrhée des Pulmoniques.

Cet accident ſurvient fréquemment aux pulmoniques. Les fautes, dont j'ai vu autrefois ces
malheureux être les victimes, m'obligent d'entrer dans un plus long détail que je ne me l'étois
propoſé ſur cet effet des Eaux.

De quelque eſpèce que ſoit la diarrhée

qui furprend un pulmonique pendant fon féjour ; aux Eaux il n'eft point de doucheur, ni de baigneufe qui ne lui confeillent de les quitter auffitôt, & de retourner chez lui. Cette frayeur, accréditée par les gens de l'art, eft cependant mal fondée très-fouvent ; car quoique la plupart de ces évacuations foient produites par l'action des Eaux, elles font plus fouvent falutaires que dangereufes.

Première efpèce de diarrhée bilieufe dans les phthifies hépatiques & hémorrhoïdales.

On voit, par exemple, la bile couler chez les malades affligés de ces efpèces de phthifies, que nous appellons hépatiques & hémorrhoïdales. Après qu'ils ont bu des Eaux pendant quelques jours, leurs felles font jaunes, d'une odeur bien moins fétide, & différentes de celles que l'on trouve dans la diarrhée purulente des pulmoniques. Ce dégorgement critique cède de lui-même : il eft prudent néanmoins de faire ufer au malade pour lors des boiffons mucilagineufes, ou acides ; il ne dure que peu de jours, & n'arrive que dans le premier, ou au commencement du fecond degré de cette maladie ; au lieu de faire renoncer aux Eaux, lorfque cette diarrhée paroît, il faudroit au contraire les faire reprendre, auffi-tôt qu'elle a ceffé.

Seconde espèce de diarrhée dans la pulmonie,
précédée de la suppression des règles.

Personne n'ignore que la suppression des règles
jette souvent les femmes dans la phthisie pulmonaire. Lorsqu'elles arrivent au Mont-d'Or
avec assez de force dans leurs organes, l'énergie
des Eaux provoque quelquefois chez elles, à la
place des règles, un cours de ventre séreux &
glaireux. C'est encore un effet critique de la nature, qui, ne pouvant rétablir l'évacuation mens-
truelle, la remplace par celle-là. Il est facile
de le distinguer des autres cours de ventre par
les symptômes qui le précèdent, ou qui l'accompagnent. Les malades se plaignent de mal aux
reins, d'un poids dans le bas-ventre ; j'ai vu quelquefois le gonflement douloureux des seins se
joindre aux signes précédens ; cela arrive cependant très-rarement.

Le Médecin, ni le malade ne doivent point
être effrayés par ces règles dévoyées ; elles doivent
au contraire encourager à continuer les Eaux,
parce qu'elles produiroient un effet salutaire,
si elles pouvoient les rappeller à leur ordre naturel : & quand elles ne feroient que ramener ce
même cours de ventre à l'époque suivante, on
feroit assuré de retarder les progrès de la pul-

E iij

monie qui font très-rapides ; lorfque rien ne
remplace la fuppreffion des règles.

Ce dévoiement momentané ne doit point être
confondu avec celui qui arrive vers la fin du
troifième degré, dans le tems que la fuppreffion menftruelle ceffe par épuifement ; ce dernier rentre dans la claffe que je vais décrire.

Troifième efpèce de diarrhée , produite par les
Eaux.

Lorfque la fuppuration eft établie depuis quelque tems ; que la maigreur annonce la diffolution des humeurs , il paroît une diarrhée purulente , colliquative , qui eft le précurfeur de la
mort. Voici fes premiers fymptômes.

Le malade rend la première fois dans la nuit
deux ou trois felles liquides. Leur couleur eft
jaune , noirâtre ; on y découvre quelque peu de
matière grifâtre mêlée avec quelques glaires &
des floccons blancs. Ces derniers font du véritable pus ; leur odeur eft déteftable. Cette in-
fection ne fe trouve que dans les felles purulentes des pulmoniques. Les malades fe féli-
citent ordinairement de cette puanteur , par
la confiance où ils font , qu'ils ont rendu la
caufe de leur toux & de leurs mauvais crachats.
Après ces premières évacuations , les felles

prennent de la confiftance pendant quelque
tems; malheureufement ce même dévoiement
revient, & ne finit qu'avec le malade. Ce figne
mortel précède quelquefois le terme fatal de
plus de trois mois.

Si quelqu'un arrive aux Eaux, après que la
fuppuration s'eft infiltrée dans le tiffu cellulaire,
& a commencé à diffoudre les fucs graiffeux
& lymphatiques; il doit ceffer de les boire,
fi elles lui donnent le cours de ventre, car elles
abrégeroient fes jours avec une rapidité que l'on
ne peut concevoir que lorfqu'on en a été le
témoin.

C'eft la feule efpèce de diarrhée meurtrière
produite par les Eaux; les autres font plutôt
une dépuration falutaire, qu'un fymptôme col-
liquatif.

Un malade eft donc bien malheureux, lorfqu'il vient au Mont-d'Or pour fa dernière ref-
fource, & qu'il en eft renvoyé, parce que celui
qui le traite, ne fait pas diftinguer l'efpèce de
diarrhée qu'elles ont produite.

Purgation nuifible après la boiffon des Eaux

Je n'ai jamais pu deviner pourquoi l'on terminoit la boiffon des Eaux par une purgation
que l'on confeille même de répéter, dans certains

E iv

cas, lorfqu'on eft de retour chez foi. Leur action
portant vers tous les émonctoires, excepté vers les
premières voies qui en font refferrées, c'eft con-
trarier fans motifs les mouvemens de la nature,
de vouloir la détourner du côté des felles. Le
feul cas où elle pourroit convenir, feroit celui
d'une indigeftion, ou de quelque autre dérangement des premières voies : cependant l'ufage à
prevalu ; on purge toujours.

Adminiftration des Bains & des Douches.

LA méthode du Mont-d'Or, dans l'adminiftration des bains, eft différente de celles de Vichy
& de Bourbon. L'on ne connoît ici que les bains
chauds dont on fait un abus extrême : ce n'eft
qu'en faveur de quelques femmes fenfibles &
délicates, que l'on a recours quelquefois aux
bains tempérés. La complaifance m'a paru avoir
plus de part à cette exception que la Médecine
éclairée.

Il feroit à fouhaiter que l'on ouvrît enfin les
yeux fur leur utilité, & qu'on les employât plus
fréquemment. Dans certains cas, ils ferviroient
de préparation aux bains chauds ; dans d'autres,
ils fuffiroient pour la guérifon de certaines maladies, de même que je l'ai indiqué pour les
Sources de Vichy & de Bourbon ; enfin, dans

d'autres, ils feconderoient l'action dès Eaux prifes intérieurement. Je n'en excepte point les phthifies pulmonaires, pourvû qu'on les adminiftrât dans leur premier degré, parce qu'à cette époque la guérifon de ces maladies confifte, en partie, à rétablir les fonctions de la peau.

Avant de commencer les bains, ou la douche, l'on obferve les mêmes préparations que pour les boire; l'on eft faigné vingt-quatre heures après qu'on eft arrivé; le lendemain on prend une purgation, on entre dans le bain chaud le troifième jour; l'on en prend depuis 8, 10, jufqu'à 25; il eft très-rare que l'on foit affez robufte pour en fupporter un plus grand nombre.

L'on commence par fe baigner dans les grands bains; l'on paffe enfuite au bain de Céfar. Le plus grand nombre des malades refte néanmoins dans les premiers, parce qu'ils font plus tempérés : quoique la chaleur du bain de Céfar foit de trente-fix degrés & demi, & celle des grands bains de trente-cinq degrés, l'on y demeure néanmoins depuis 8 jufques à 25 minutes; le temps le plus ordinaire eft de 12 à 18. Les gouttes de fueur qui commencent à paroître fur le front & aux tempes, font une règle certaine qu'il faut en fortir, car elles indiquent que le fang fe porte à la tête.

Pendant que l'on eft dans le bain, l'on boit deux ou trois verres d'eau de la Magdeleine : en fortant, l'on eft porté dans un lit pour y fuer pendant demi - heure plus ou moins, & l'on y boit deux ou trois verres d'eau de la même Source.

De la Douche.

L'on donne la douche au bain de Céfar, avec les mêmes inftrumens, & de la même manière qu'à Vichy & à Bourbon. L'on devroit donc y faire les mêmes corrections que celles que j'ai propofées pour ces dernières Sources. Il n'en eft pas de même pour les grands bains. Une pompe, conftruite depuis quelques années, y élève l'eau deftinée à la douche. Elle feroit d'une grande utilité, fi le réfervoir qui la reçoit étoit fermé exactement, afin d'empêcher l'évaporation. Les tuyaux de conduite & les ajutoirs devroient auffi être mieux proportionnés au volume que l'on veut donner à la colonne d'eau & à fa chûte. Il faut efpérer que l'Ingénieur chargé de la conftruction des nouveaux bâtimens pour ces bains, en fubftituera une autre qui fera plus folide & dans des proportions plus exactes, afin que le Médecin puiffe varier à fon gré la maffe & la force de l'eau.

Douches locales.

Ici, comme aux deux Sources précédentes, Bourbon & Vichy, l'on ne connoît que quelques douches locales. Autrefois on portoit hardiment la douche fur la tête, lorfque les maladies l'exigeoient. J'ai vu qu'elles faifoient du bien quelquefois, & que l'on n'en avoit à craindre aucun accident fâcheux. *J'ignore fi cet ufage s'y eft confervé; le Médecin des Eaux s'étoit abfenté lorfque j'arrivai, ce n'étoit que par lui que j'aurois pu m'en affurer.*

La douche afcendante, & les douches générales n'y ont jamais été connues. Je ne ferai ici aucune réflexion fur la néceffité de les y mettre en ufage, parce que je me propofe de traiter cet objet dans le chapitre fuivant.

Effets particuliers pendant la boiffon.

Voyons à préfent quels font les effets de ces Eaux prifes en boiffon : elles portent à la tête dans le cours de la matinée, pendant qu'on les boit. Les tempéramens délicats & fenfibles fe plaignent d'une légère ivreffe, jufqu'à ce qu'elles aient paffé; l'on a de la peine à réfifter au fommeil après le repas & dans le cours de la journée; il feroit imprudent néanmoins de s'y livrer.

Effets sur les secrétions.

Elles provoquent les urines, peu de temps après qu'on les a bues. Cette évacuation paroît être la plus abondante, parce qu'elle est la plus sensible : celle de la peau est néanmoins plus considérable, quoique moins apparente ; on en va juger par les effets suivans : l'on éprouve des moiteurs momentanées, pendant la durée de la boisson ; l'on sue facilement par le plus léger exercice, pendant le cours de la journée : le sommeil de la nuit est accompagné souvent de sueurs copieuses. Cette secrétion n'est pas la seule qui soit augmentée : le linge que l'on porte devient sale dans beaucoup moins de temps, ce qui prouve que les glandes cutanées rendent davantage ; d'où l'on peut conclure, sans craindre de se tromper, que la transpiration insensible est augmentée dans la même proportion ; & que la totalité de ces différentes excrétions à travers la peau, surpasse de beaucoup celle des urines.

Transpiration pulmonaire, expectoration augmentées.

La transpiration pulmonaire & l'expectoration se ressentent aussi de leur action sur les personnes dont le poumon eft affecté, comme chez les afthmatiques & les phthifiques. Il faut même être très-exercé dans l'adminiftration de ces Eaux, pour favoir diftinguer fi les crachats plus abondans font critiques, ou colliquatifs. Je reviendrai fur les fignes qui apprennent à en faire la différence.

L'on fera peut-être furpris fi j'avance que l'expectoration eft augmentée, en raifon des évacuations de la peau, tandis que dans la pleine fanté, ces fecrétions font en raifon inverfe l'une de l'autre : ce fait n'en eft pas moins certain ; on peut le concevoir, felon moi, en comparant un pulmonique buvant ces Eaux, à un malade qui crache & qui fue en même temps dans une péripneumonie, par un effort critique de la nature.

Il n'en eft pas de même des humeurs qui doivent être verfées dans les premières voies. Si l'on en juge par la conftipation que l'on éprouve pendant que l'on fait ufage des Eaux, leur fecrétion eft beaucoup moindre. L'appétit augmente néanmoins, & les digeftions font meilleures, quoique l'on foit refferré, & que la bile coule plus difficilement.

Si elle diminue la fecrétion des premières voies, elles portent avec énergie fur les règles, car elles les avancent toujours, & les rendent plus abondantes.

Résumé des Effets.

Si nous rapprochons tous ces effets, nous verrons, d'un coup-d'œil, que ces Eaux prises en boisson, ou en bains, poussent abondamment vers la peau, ainsi que vers les urines ; elles avancent les règles, & les rendent plus copieuses ; elles resserrent en même temps les premières voies, sans nuire aux digestions. Il paroît au contraire qu'elles donnent de l'énergie aux viscères qui leur sont destinés ; enfin, elles excitent la secrétion pulmonaire dans toutes les maladies chroniques où les poumons sont engorgés.

Vertus des Eaux contre différentes Maladies.

Les phthisies pulmonaires ont fait, de tous les temps, la célébrité des Eaux du Mont-d'Or. Avant que M. Bordeu eût fait connoître les Eaux de Bonnes, & qu'il eût rétabli la réputation de celles de Cauterets, les succès des Eaux du Mont-d'Or, dans cette maladie, attiroient depuis long-temps un grand concours de malades de toutes les Provinces voisines. Je pense que c'est la meilleure preuve que je puisse donner de leurs vertus, car on n'a jamais recours à un remède qui ne guérit point. Je pourrois ajouter ici un grand nombre d'obfervations qui me font propres, ou que j'ai recueillies ; mais le peu d'étendue que je me fuis propofé de donner à cet ouvrage , ne me le permet point. J'efpère foumettre bientôt au jugement de la fociété un Traité fur la Phthifie pulmonaire où elles auront leur place.

Elles guériffent les Phthifies pulmonaires.

Quand l'obfervation ne parleroit point en faveur des Eaux du Mont-d'Or, dans les phthifies pulmonaires , leur action vers l'organe de la peau , vers les urines , & fur l'expectoration , fuffiroit pour leur faire accorder la propriété de guérir certaines pulmonies.

Preuves tirées de leur manière d'agir.

La première indication , & la plus effentielle dans le traitement de cette maladie , eft de rétablir les fonctions de la peau, & de fon tiffu cellulaire, afin que la tranfpiration infenfible, la plus abondante de toutes les fecrétions, ainfi que les autres qui le font par cet organe, ne refluent point fur les poumons.

On n'ignore point avec quelle promptitude elles fe portent fur ce vifcère , lorfqu'elles font interceptées , & avec quelle facilité les fonctions pulmonaires fe rétabliffent, lorfqu'on peut ramener à la peau les humeurs qu'elle doit évacuer.

Que ce soit les secrétions de la peau, ou une humeur cutanée, ou quelque autre évacuation supprimée, en un mot, quelle que soit la cause qui donne naissance à la phthisie pulmonaire, vous voyez aussi-tôt la peau se flétrir, & ses fonctions se déranger. Parvenez à rétablir ces dernières dans leur état naturel, quelle que soit la cause primitive de la maladie, vous soulagez le malade, ou vous le guérissez, s'il en est encore temps. L'observation nous montre chaque jour la vérité de ce que j'avance ; aussi les plus grands Maîtres de l'Art ont-ils employé contre cette cruelle maladie tous les remèdes internes & externes qui pouvoient détourner les humeurs au-dehors. Les frictions, les rubefians, les véficatoires, les exutoires de toute espèce, toutes sortes d'exercices, les impressions d'un air vif & pur, & chargé d'émanations aromatiques, les étables à vaches, tout ce qui peut extérieurement ranimer & irriter la peau, a été mis en usage, afin de faire une révulsion salutaire. Les sucs savoneux végétaux, les sudorifiques minéraux & végétaux, les Eaux thermales, tous les remèdes internés qui peuvent porter vers la surface du corps, ont

ont été regardés comme très - efficaces. Or ces
Eaux pofsèdent cette propriété à un très-haut
degré, indépendamment de celle d'agir avec
force vers les urines. Les feuls effets qu'elles
produifent fur les poumons, formeroient une
préfomption fuffifante, pour qu'on fût autorifé
à en faire l'effai contre ces maladies, quand elles
n'auroient pas les autres propriétés, & que l'expérience ne diroit rien en leur faveur.

Affertions contraires.

On lit cependant dans les volumes de l'A-
cadémie des Sciences les affertions fuivantes. Je
vais les rappeller ici, & en préfenter un extrait.
« Les Eaux du Mont-d'Or n'ont point la qua-
» lité diurétique, ni fudorifique, elles pé-
» nètrent le tiffu cellulaire en le ramoliffant,
» & fortent, enfuite fuivant les circonftances,
» par les urines, ou fous forme de fueur. Les
» fueurs, ajoute-t-on, que les bains procurent
» n'affoibliffent point, & l'on eft très-furpris,
» après qu'elles font finies, de fe fentir plus lefte
» & plus fort qu'auparavant. L'air, le laitage,
» les voyages guériffent beaucoup plus de phthi-
» fiques que les Eaux de la Magdeleine ». Il eft
inutile de rappeller que l'Eau de la Magdeleine

F

eſt la ſeule que les malades boivent au Mont-d'Or.

Avant de répondre à des faits auſſi contraires à l'expérience, j'obſerverai que le ſéjour de l'Auteur du Mémoire au Mont-d'Or, a été trop court, pour qu'il ait pu y faire des obſervations ſuivies; il avoue lui-même qu'il n'y a pris qu'un ou deux bains, pour en faire l'eſſai.

Réponſe.

Pour moi, qui y ai traité des malades pendant quatorze années, dans la ſaiſon des Eaux; qui y ai vu par conſéquent un très-grand nombre de pulmoniques de toute eſpèce, & dans tous les degrés; qui y ai vu un auſſi grand nombre d'autres malades qui prenoient les bains & la douche; qui y ai pris les Eaux & les bains pluſieurs fois, pour rétablir ma poitrine, ou pour me délivrer de rhumatiſme; je puis certifier que les bains maigriſſent, qu'ils occaſionnent quelquefois des échimoſes ſur la peau délicate du ſexe; que les ſueurs abondantes qu'ils procurent, affoibliſſent conſidérablement; que, quelque précaution que l'on prenne en ſortant du bain, il ſurvient néceſſairement de la ſueur, & que, quelque précaution qu'on prît, il ſeroit impoſſible de l'arrêter ; que la peau eſt rude, rouge, gonflée, pendant que l'on eſt dans l'eau ; que ce n'eſt qu'après que l'on en eſt ſorti qu'elle s'amollit & s'humecte ; que les urines ſont beaucoup plus abondantes & plus ſédimenteuſes, pendant le temps que l'on prend les bains, qu'après qu'on les a finis. Il me ſemble que des effets, auſſi conſtans & auſſi marqués, prouvent d'une manière inconteſtable leur vertu ſudorifique & diurétique.

Quant à leur ſuccès dans les différentes eſpèces de pulmonies, ſi mon témoignage, fondé ſur ma propre expérience & mes obſervations, peut être de quelque poids, j'aſſure qu'elles ne le cèdent point à celles de Cauterets, aux Eaux de Bonnes, ni aux plus célèbres que nous connoiſſions.

Air des Marais nuiſible aux Poitrinaires.

Quiconque connoît le climat vif, froid & variable des montagnes, ſe perſuadera difficilement qu'il ſoit ſuffiſant pour la guériſon des maladies de poitrine. L'expérience nous apprend au contraire que la pulmonie a une marche plus rapide dans un air plus vif que dans la plaine. Il faudroit s'éloigner de ces pays élevés, ſi l'on n'étoit forcé d'y aller chercher ces Eaux.

F ij

L'Auteur du Mémoire n'eſt pas plus fondé
à attribuer leur guériſon au laitage, parce qu'il
eſt certain que les malades en boivent très-
peu; d'ailleurs, ſi l'on veut être de bonne foi,
l'on avouera qu'il guérit très-rarement la phthiſie
pulmonaire. Il y a beaucoup de circonſtances,
lorſque la ſuppuration a délabré les poumons,
où il eſt très-nuiſible; c'eſt plutôt pour ſe con-
former à l'uſage que le Médecin le conſeille
pour lors, que par la confiance qu'il a dans
ſes vertus, car il ne ſert qu'à entretenir la ſuppuration.

Les Eaux ſont nuiſibles quelquefois.

En aſſurant que cette Source eſt une des meilleures du Royaume contre la phthiſie pulmonaire, je ne dois point diſſimuler qu'elle lui
eſt nuiſible quelquefois, à raiſon de ſon activité.
Voici les cas où l'on a à craindre ſes mauvais
effets.

1°. Les tempéramens ſanguins pléthoriques
conſervent preſque toujours leur état de pléthore,
pendant le premier degré de cette maladie; les
femmes devenues pulmoniques par la ſuppreſſion de leurs règles, en ſont un exemple frappant.
Si on ne les prépare point aux Eaux par les délayans & les ſaignées, elles leur ſont funeſtes.

Or, c'est ce que l'on ne pratique jamais, à cause du préjugé que l'on a contre la faignée dans cette maladie.

2°. Quoique la fuppuration foit établie, ces Eaux font encore falutaires ; on voit chaque jour des pulmoniques, au commencement du fecond degré, leur devoir le rétabliffement de leur fanté. L'on a à craindre cependant qu'elles n'occafionnent des fontes colliquatives par les crachats, les fueurs, ou les felles, par la raifon qu'elles provoquent des évacuations abondantes par ces deux premiers organes, & qu'elles déterminent fouvent les humeurs purulentes à couler par les premières voies. Il n'y a point de femmelette dans le pays qui ignore qu'un malade qui crache du pus, & qui boit des Eaux, court ce danger. On tâche de les prévenir, en ne les donnant qu'à la dofe de deux ou trois verres, ou en les coupant avec des mucilagineux. On a auffi recours aux minoratifs ; ce dernier moyen m'a paru être contraire au raifonnement & à l'expérience, car il n'eft nullement propre à émouffer l'énergie des Eaux, ni à modérer l'action organique qu'elles ont trop augmentée.

Le meilleur parti eft de les fufpendre, lorfque ces évacuations ne s'arrêtent point. On verra bientôt qu'avec du quinquina & des boissons mucilagineuses, j'ai mis souvent le malade en état de les reprendre.

Je ne répéterai point les signes auxquels on reconnoît la diarrhée colliquative, je les ai décrits plus haut. Il ne me reste qu'à placer ici les caractères des sueurs & des crachats de cette nature.

Lorsque les sueurs sont colliquatives, par l'action des Eaux, elles sont beaucoup plus abondantes toutes les nuits.

Au lieu d'être partielles, c'est-à-dire, depuis la ceinture en haut, comme elles le sont presque toujours dans la phthisie, elles sont générales; leur odeur est plus fétide, elles épuisent le peu de forces du malade.

Les crachats salutaires doivent être blancs, ayant peu d'odeur; le malade les expectore facilement, leur quantité doit diminuer peu-à-peu, ainsi que la toux, en même-temps que le sommeil augmente avec les forces.

Lorsqu'ils sont colliquatifs, ils sont au contraire plus abondans que lorsque le malade est arrivé au Mont-d'Or. Ils sont glaireux, grisâtres, rougeâtres, ayant une odeur aigre, ou fétide, très-forte. Ils sont d'autres fois visqueux, blancs, très-abondans, & difficiles à détacher.

Ils épuifent les forces du malade, de même que les fueurs & la diarrhée.

Dans tous les cas, la fréquence du pouls eft beaucoup plus confidérable ; il eft quelquefois petit & ferré ; d'autres fois il eft plein, dur & inflammatoire ; le premier eft beaucoup plus dangereux.

3°. Les Eaux produifent quelquefois un effet contraire ; elles fufpendent toute efpèce d'évacuation : pour lors l'oppreffion fuffoque le malade ; il fe plaint de maux de tête ; il dit que les Eaux l'enivrent, & qu'elles ne paffent point ; fon pouls eft plein, dur & fréquent : il arriveroit un crachement de fang confidérable, fi on ne les fufpendoit au plus vîte. Il faut en même temps chercher à procurer une détente générale par de petites faignées, l'application des fang-fues & des boiffons délayantes & émulfives. Lorfqu'un Médecin a acquis l'habitude des Eaux, qu'il eft attentif à en calculer l'impreffion journalière fur fes malades, un pareil accident ne doit jamais le furprendre, parce qu'il lui eft facile de le prévoir ; & s'il furvient, c'eft toujours par fa faute.

4°. Si un malade, qui eft dans le troifième degré de la pulmonie, fe livre à leur action, la diffolution de fes humeurs augmente avec une

rapidité effrayante , ſes forces diſparoiſſent à
vue d'œil : on abrège le peu de momens qui
lui reſtent à vivre , ſi on ne le renvoie promptement. Faſſe le ciel que cette obſervation inſ-
pire aſſez d'humanité à ceux qui les adminiſ-
trent, pour ne retenir au Mont-d'Or aucun
malade dans cet état déſeſpéré , & que ceux qui
les y envoient apprennent , qu'à cette époque ,
il n'eſt plus temps d'y recourir ; qu'il faut les
laiſſer éteindre dans le ſein de leur famille ,
parce que ce remède eſt un poiſon pour eux.

Quoiqu'il ſoit certain que les Eaux du Mont-
d'Or excitent des fontes chez les poitrinaires ,
qui ſont arrivés au troiſième degré ; il y a néanmoins une eſpèce de phthiſie qui les ſupporte ,
quoique dans un degré très-avancé , ſans qu'il
en réſulte de colliquation : il ſera utile de la
connoître , parce qu'elle ſe préſente rarement ;
je doute même qu'on y faſſe attention , ſur les
lieux , lorſque le haſard y conduit des malades
qui en ſont atteints : voici ſes caractères tels
que je les ai obſervés autrefois. Il eſt une eſpèce de phthiſie , connue ſous le nom de phthiſie
sèche , dont la cauſe eſt ordinairement tubercu-
leuſe ; je l'ai vue cependant dépendre d'un vice
primitif du foie ; elle parcourt ſes deux premiers périodes ſans fièvre : la toux eſt ſèche &

peu fréquente, le malade dépérit infenfiblement, & tombe enfin dans le marafme, après avoir traîné une vie languiffante pendant plufieurs années. La toux , dans cette efpèce de phthifie, fe foutient fans expectoration , la peau eft sèche & aride ; je veux dire qu'il n'y a point de fueurs nocturnes, comme dans les autres pulmonies : le ventre eft fec & ferré , les urines font troubles & purulentes ; c'eft par elles feulement, & par la toux que l'on préfume la fuppuration des poumons. Lorfque le malade eft près de fa fin , il paroît un peu de fièvre , à laquelle j'ai vu prendre, dans deux ou trois occafions , le caractère de fièvre tierce ; enfin , la toux devient humide , vers la fin ; le malade rend quelques peu de crachats purulens : chez deux malades , ils ne précédèrent la mort que de quelques jours.

Cette efpèce de phthifie sèche , remarquable, parce qu'elle eft fans fièvre , & par la lenteur de fa marche , fupporte dans le troifième degré les Eaux du Mont-d'Or. Les malades croient qu'ils s'en trouvent bien , parce qu'elle ne leur donne que des moiteurs légères , & qu'ils n'en éprouvent, ni cours de ventre , ni expectoration abondantes. J'en ai vu partir du Mont-d'Or, après avoir foutenu la boiffon pendant la faifon entière , fans aucune fonte ; ils fe croyoient guéris parfaicement, & revenoient chez eux avec la conviction qu'ils ne manquoit que du laitage à leur rétablissement.

Un Médecin se rendroit très-coupable, s'il se livroit à cette erreur. Les Eaux ont passé par les urines chez ces malades, avec la suppuration de leurs poumons; leurs tubercules sont restés durs & squirreux, comme ils l'étoient auparavant : la cause du marasme est toujours la même, & leur fin n'est pas moins prochaine, quoiqu'il semble que ces Eaux leur aient fait du bien, & qu'elles aient passé, sans exciter de désordre.

Méthode particulière d'administrer les Eaux en boisson.

Après avoir fait connoître les effets des Eaux du Mont-d'Or, sur les pulmoniques, & la méthode que l'on y suit, il me reste encore une tâche à remplir, c'est de rendre compte de celle qui m'étoit particulière, pendant que j'ai vu des malades auprès de cette Source.

1°. Lorsqu'ils étoient dans le premier degré de la phthisie pulmonaire, avant de leur permettre les Eaux, je diminuois la pléthore, si elle existoit : je préparois les viscères du bas-ventre à recevoir leurs premières impressions, par

des délayans chargés de quelques fucs d'herbes,
lorfque cela étoit néceffaire, & cela l'étoit très-
fouvent. Je les leur faifois boire enfuite pures
& à petite dofe. Je ne les mitigeois jamais à
cette époque, parce que je n'avois rien à *craindre*:
l'expérience m'avoit appris d'ailleurs, que leur
effet étoit plus certain, quand on les buvoit fans
mêlange.

2°. Quand la fuppuration étoit établie, je fa-
vois que j'avois plufieurs dangers à courir. Si
elle n'étoit point ancienne, les Eaux pouvoient
déterminer des fueurs nocturnes abondantes, ou
une fonte de crachats ; fi elle avoit fait quelque
progrès, la diarrhée colliquative pouvoit furve-
nir.

Pour éviter ces accidens, j'effayois deux, trois,
jufques à quatre verres d'Eau Minérale pure,
je me bornois à cette dofe ; je les coupois, fi
elle agiffoit trop : deux heures après qu'elle avoit
paffé, je faifois prendre quinze ou vingt grains
de kina en bol, avec une taffe de bouillon de
poulet, ou de grenouilles. Je fubftituois à ces
boiffons une taffe de lait de vache, ou d'âneffe,
lorfque le goût des malades, ou leur eftomac
m'y forçoit, parce que je fuis perfuadé que le
laitage, dans cette maladie, n'eft jamais un
remède, il eft tout au plus un aliment léger ;

encore eft-il fouvent nuifible fous ce dernier rapport, à caufe de fa facilité à s'aigrir.

Je faifois répéter la même dofe de kina le
foir, avec une taffe de la même boiffon. On ajou-
toit fouvent quelques légumes, ou des fruits
cuits ; ce qui formoit le foupé.

J'augmentais fucceffivement la dofe du kina
jufqu'à un gros par jour, fous forme d'opiate. Ce
remède combiné ainfi, avec les Eaux & les mucilagineux, a toujours produits de bons effets.
L'on fait combien il eft propre à fortifier les
organes, & à s'oppofer à la diffolution purulente : en fuivant cette méthode, en obfer-
vant régulièrement la marche du pouls, & fes
évacuations journalières, afin de s'arrêter à propos, j'ai toujours été affez heureux pour éviter les fontes colliquatives.

3°. Si le malade, quoique plus avancé, laiffoit
encore quelque efpoir de le foulager ; ce qui
arrive quelquefois dans certaines phthifies chroniques, où les vifcères font encore affez bien
leurs fonctions, quoique la fuppuration foit abondante, je tentois de même le kina avec les Eaux
& les bouillons mucilagineux.

Quand le dépériffement étoit prefque con-
fommé, j'ai déjà dit qu'il falloit les renvoyer, &
ne pas hâter leur dernier moment avec les Eaux.

Ce traitement n'empêchoit point que je ne
fiſſe ouvrir des cautères, ou des véſicatoires, lorſque cela étoit néceſſaire, & qu'il étoit encore
temps ; ou j'entretenois ceux qui étoient ouverts.
Leur ſuppuration ſert de bouſſole au Médecin,
pour juger de l'activité des Eaux ; ils dimi-
nuent d'ailleurs le danger des expectorations
& des ſelles trop abondantes, en attirant une
partie des humeurs. Il n'y a que la trop grande
maigreur, & le délabrement des organes qui
puiſſe empêcher d'y avoir recours.

Elles ſont ſalutaires aux Aſthmatiques.

Les aſthmes de toute eſpèce, trouvent du
ſoulagement au Mont-d'Or, ſur-tout ceux dont
la cauſe réſide dans le vice des premières di-
geſtions. Ces Eaux font autant de bien à ces
malades, en rétabliſſant les fonctions de l'eſtomac, qu'en fondant les embarras du poulmon.
On ne ſe doute point cependant ſur les lieux,
qu'elles ſoient un très-bon ſtomachique, lorſque
les premières voies ſont relâchées & glaireuſes.
On peut, dans cette dernière maladie, en augmenter la doſe, ſans courir autant de riſque,
que dans la pulmonie ; s'il ſurvenoit un peu d'op-
preſſion, une petite ſaignée y remédieroit.

Hémophthifies guéries.

Quoique l'on redoute avec raifon ces Eaux pour les hémophthifiques, il n'en eft pas moins vrai que certains crachemens de fang y trouvent leur guérifon, pourvu que, en diminuant la pléthore, l'on ait mis auparavant les malades à l'abri de ceux que les Eaux pourroient occafionner.

Elles font utiles dans quelques maladies des premières voies.

La conftipation que l'on éprouve pendant qu'on les boit, l'amélioration des digeftions, auroient dû conduire ceux qui les adminiftrent, à les appliquer à certaines maladies des premières voies. Les débilités d'eftomac, l'abondance des humeurs glaireufes & pituiteufes que l'on rencontre fi fouvent dans le fexe, les cours de ventre chroniques y trouveroient leur guérifon. L'on n'a cependant aucune obfervation qui puiffe fixer l'opinion que l'on doit avoir de leur efficacité dans ces maladies, parce que l'on ne s'eft jamais avifé de s'en fervir, lorfqu'elles fe font préfentées.

Leur action dans les Rhumatifmes.

De quelque efpèce que foient les rhumatifmes, on les traite tous à cette Source; au-

cun malade n'eſt renvoyé ; on leur adminiſtre
indiſtinctement les bains chauds & la douche.
Il eſt cependant évident qu'ils doivent irriter le
rhumatiſme aigu , ou inflammatoire. Ces bains
chauds font auſſi de très-mauvais effets dans
les rhumatiſmes goûteux : il faut convenir néanmoins qu'ils ont beaucoup de ſuccès dans les
autres eſpèces de rhumatiſmes ; ils feroient beaucoup plus ſalutaires , fi l'on faiſoit précéder les
délayans intérieurs avec les bains tempérés.

Dans les Paralyſies.

On guérit quelques paralyſies à ces Sources ;
mais quelles font les Eaux thermales qui n'en
guériſſent point ? Leur vertu, dans cette claſſe
de maladie , eſt bien inférieure à celle des Eaux
de Bourbon-l'Archambaut. Peut-être auroient-
elles plus d'éfficacité , fi on faiſoit précéder un
traitement méthodique avec des remèdes appro-
priés , tels que des purgatifs réſineux , des ſels neutres & des ſucs végétaux anti-ſcorbutiques , &c.
ſur-tout fi l'on faiſoit auparavant uſage des bains
tempérés : ils ne font cependant jamais employés ;
ſoit que le malade s'y refuſe , ſoit que le Médecin les néglige.

Dans les Ankyloſes.

Les ankyloſes , les roideurs des tendons , toute

eſpèce d'épaiſſiſſemens de ſinovie, ou de ſucs
lymphatiques ſont fondus par l'action des bains
chauds & des douches. Cette propriété leur eſt
commune avec les autres Eaux thermales, &
je n'ai jamais obſervé que celles-ci la poſſédaſſent
à un degré ſupérieur.

Dans les Apoplexies.

Les attaques d'apoplexie n'y trouvent aucun
ſoulagement; je veux dire que ces Eaux n'en pré-
viennent point les retours. L'opinion contraire
eſt cependant accréditée dans les Provinces voi-
ſines.

Dans la Gale & les Dartres.

Elles guériſſent la gale, après l'avoir fait ſortir
en abondance. Cette dépuration critique & radicale, opérée par les Eaux & les bains, eſt très-
remarquable. L'on aſſure qu'elles irritent les
dartres : ce fait, quoique certifié par M. Ribeyre, Chirurgien très - expérimenté, mérite,
ſelon moi, une diſtinction. Lorſque leur foyer
eſt dans le foie, il eſt poſſible qu'elles les augmentent, parce qu'elles arrêtent la ſecrétion
de la bile, qui refluant vers l'organe de la peau,
peut les rendre plus vives & les étendre; mais
lorſque leur ſiége eſt uniquement dans les tégu-
mens,

mens, ou que le vice eft local, elles doivent
pour lors les foulager, & même les guérir, fi
l'on commence à faire prendre au malade beaucoup de bains tempérés ; fi on le fait paffer enfuite à quelques bains chauds, ménagés avec
prudence, & fur-tout fi l'on y ajoute les remèdes internes convenables. Quand l'expérience
ne m'en donneroit point la certitude, leur manière d'agir fur l'organe de la peau me con-
duiroit à cette affertion. Il eft hors de doute, que
fi un dartreux arrive au Mont-d'Or, fans aucune
préparation, & qu'on le plonge, dès le lendemain, dans les bains chauds, fes dartres éprouve-
ront dans peu de jours une augmentation confidérable ; fi c'eft par cette obfervation que
l'on prétend prouver qu'elles font contraires à
cette maladie, je répons que l'abus du remède
ne fert qu'à faire connoître l'ignorance de celui
qui l'adminiftre.

Elles font contraires aux Ecrouelles.

Il eft très - certain que les écrouelleux n'en
éprouvent aucun foulagement ; foit que l'on ne
fe foit point encore avifé d'appliquer à cette
cruelle maladie toute l'activité des bains &
des douches pendant un efpace de temps fuffifant ; foit que l'on n'ait point eu recours au

G

traitement mixte avec les préparations mercurielles, qu'on emploie avec tant de fuccès à Bar-
règes : l'obfervation ne nous préfente rien de
fatisfaifant fur cette maladie.

Dans la fuppreſſion des Règles.

Elles font utiles dans prefque toutes les efpèces
de fuppreffions des règles, puifqu'elles les avancent, & les rendent plus abondantes, fous quelque
forme qu'on les prenne. J'ai fait doucher autrefois
avec fuccès, des jeunes perfonnes dont les règles
étoient difficiles, & d'autres dont la première
apparition étoit tardive.

Dans les Flueurs Blanches.

L'on eft perfuadé, fur les lieux, qu'elles rendent
les flueurs blanches plus rebelles. J'ai fait cependant autrefois nombre d'obfervations contraires,
pendant que je pratiquois la Médecine auprès
de cette Soûrce. En effet, comment pourroit-
on fe perfuader que des Eaux qui rétabliffent
la tranfpiration infenfible, qui donnent en
même-temps beaucoup d'énergie aux vifcères du
bas-ventre, ne foient point propres à guérir
plufieurs efpèces de flueurs blanches? Voici ce
qui vraifemblablement a fait naître cette erreur : comme elles agiffent avec force fur la

matrice, leur première impreffion en augmente l'écoulement, qui eft toujours critique & momentané ; l'on n'aura fait attention qu'à ce premier moment d'abondance, d'où l'on aura conclu très-mal-à-propos qu'elles aggravoient cette maladie. L'on reviendroit à coup-sûr de ce préjugé, fi l'on vouloit faire de nouvelles obfervations, fur leur manière d'agir dans cette circonftance.

Dans les Atrophies, les vieux ulcères cariés.

Enfin, je ne vois aucun motif qui puiffe empêcher d'y avoir recours dans certaines atrophies. Pourquoi ne point en faire auffi l'effai, dans les vieux ulcères & les caries ? Les cures brillantes qui s'opèrent dans ce genre à Barèges, préfentent un bel exemple à fuivre.

Utiles dans les Rhumes d'hiver, quoique tranfportées au loin.

J'ai trouvé dans mes anciens Journaux de pratique, que des perfonnes de l'un & de l'autre fexe, ont été délivrées de rhumes fréquens, qu'elles contractoient pendant l'hiver, en buvant chaque matin deux ou trois verres d'Eau de la Magdeleine, pendant la durée de cette mauvaife faifon.

Le même essai a été fait avec succès sur des phthisiques de l'espèce tuberculeuse, dont la toux augmentoit par la diminution de la transpiration insensible, occasionnée par l'arrivée du froid & de la saison pluvieuse.

Il faut observer que ces phthisiques étoient sans fièvre, & dans le premier degré.

Elles supportent le transport.

Il résulte de ces deux observations, que le transport n'enlève point entièrement à ces Eaux toute leur vertu diaphorétique & diurétique, car c'étoit à plus de vingt lieues de la Source que je les faisois prendre : & le premier envoi suffisoit pour tout l'hiver. Elles prouvent en même temps qu'on peut les continuer sans crainte, pendant plusieurs mois (6).

CHAPITRE IV.

De l'administration des Eaux Thermales du Royaume, & des moyens de la perfectionner.

Nous avons vu les bains tempérés établis à Bourbon & à Vichy, tandis que l'on ne donne que des bains chauds au Mont-d'Or. Si nous portons nos vues plus loin, nous trouverons que chaque Source du Royaume, a adopté une ou plusieurs méthodes dans l'administration de ses Eaux, exclusivement à d'autres, qui seroient peut-être préférables.

Administration actuelle des Eaux Thermales.

Quelques-unes de ces méthodes sont, à la vérité, fondées sur les vrais principes de la Médecine. Il nous a semblé néanmoins, que la plupart avoient été introduites, par un empyrisme aveugle, ou des systêmes erronés.

Barèges.

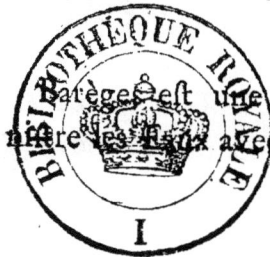

Barèges est une des Sources où l'on administre les Eaux avec le plus d'intelligence & de fageffe. La combinaifon des bains & des douches, avec la boiffon, y a pour but d'exciter un léger mouvement de fièvre dont la durée, prolongée pendant plufieurs mois, vient à bout des maladies les plus rebelles (7). D'après les principes de M. Théophile Bordeu, on cherche à réveiller le mouvement organique, & à folliciter les fecrétions. Lorfque l'action des Eaux n'eft point fuffifante, & que la maladie l'indique, on y ajoute les différentes préparations mercurielles, qui la fecondent d'une manière merveilleufe.

La température des bains y eft graduée par le mélange d'une Source froide. Les malades paffent fucceffivement des bains les plus tempérés aux plus chauds; & ils n'arrivent à ces derniers, qu'après avoir été foumis, pendant plufieurs mois, au travail des autres.

Il en eft de même de la douche; on commence à les expofer à la plus tempérée, & ils finiffent par la plus forte, qui eft celle du bain du tambour. Par ce moyen, ils parviennent à la douche, aux bains les plus chauds, & ils les fupportent long-temps, fans éprouver aucun accident.

Cette méthode admirable, laiffe le Médecin maître de conduire à volonté le mouve-

ment fébrile que ces Eaux excitent. Il voit les
élancemens, le gonflement, l'inflammation précéder long-temps à l'avance la fortie d'une ef-
quille, ou d'une vermoulure qui ne doit plus re-
paroître. Ces fouffrances locales du malade qui
vient chaque jour fe plaindre à lui, ne l'inquiè-
tent point, parce qu'il les a calculées, & qu'il
fait que la guérifon en fera le terme. C'eft à feu
M. Bordeu père, praticien eftimable, que je
dois la connoiffance du travail des Eaux de Barèges ; travail auffi falutaire, lorfqu'il eft mo-
déré, qu'il eft nuifible, lorfqu'il eft exceffif (8.)

Cauterets.

Les Sources de Cauterets ont beaucoup d'a-
nalogie avec celles de Barèges, quant à leurs
effets Médicinaux. Quoiqu'elles ne foient éloignées l'une de l'autre que de quatre lieues,
on fuit néanmoins à Cauterets une méthode
oppofée à celle de Barèges : fuivant l'Auteur
du Mémoire qui a été lu dernièrement à la
Société, on n'employe à la première Source,
que des bains tempérés, & l'on y redoute les
bains chauds ; les douches n'y font données que
pendant fix ou huit minutes, l'on y permet
au contraire la boiffon, jufques à fix livres par
jour. Un coup-d'œil fuffit pour appercevoir la

G iv

bifarrerie & les défauts de cette dernière méthode, dans la douche, les bains & la boiffon :
la boiffon eft trop forte, & la douche trop légère.

Bagnères de Luchon.

On s'écarte de l'une & de l'autre méthode à
Bagnères de Luchon. On y joint une boiffon
modérée aux bains tempérés, continués pendant
long-temps dans le traitement des maladies de
la peau : & ce qui eft très-remarquable, M. Bar-
rier, Intendant de ces Eaux, évite de faire fuer
les malades, & il les guérit. Il n'a recours aux
bains chauds & aux douches que dans les rhumatifmes, & autres maladies, où il croit qu'il
faut des fecouffes un peu fortes, & des évacuations abondantes.

On pratique auffi d'autres variations dans
la manière d'employer les Eaux Bonnes, & les
Eaux chaudes fituées en Béarn. Le détail feroit trop long, s'il falloit préfenter ici ce qui
fe paffe à chaque Source fulfureufe.

Thermales Salines.

Je vais paffer aux Eaux thermales falines.
Nous allons y trouver la même bifarrerie, &
pour le moins autant d'abus.

Pour preuve de ce que j'avance, je prendrai pour terme de comparaifon Balaruc & Bourbonne.

Balaruc & Bourbonne.

On fait que ces deux Sources font analogues, par leurs principes & leurs vertus Médicinales.

On, ne permet à Balaruc que trois, quatre, ou fix bains chauds tout au plus. L'on ne refte que quinze minutes dans celui qui eft à trente-huit degrés, & cinq ou fix, dans celui qui eft à quarante-deux degrés.

La douche que l'on y donne, ne va jamais au-delà de quinze minutes fans danger, fuivant M. Leroi : fur-tout fi on la donne fur la tête ; le nombre doit en être fixé depuis quinze jufques à vingt-cinq minutes.

On les boit comme purgatives, depuis trois jufques à fix jours. La dofe en eft un peu forte, car on la porte jufques à neuf livres d'Eau par jour, que l'on boit en trois temps, dans l'efpace d'une heure, ou une heure & demie.

Telle eft la manière de traiter à cette Source les paralyfies, & autres maladies provenant d'atonie. Les cures nombreufes qui s'y opèrent prouvent fa bonté.

La boiffon des Eaux de Bourbonne eft au

contraire plus modérée ; aussi est-elle continuée des années entières. Il en est de même des bains : on les y donne très-tempérés, & leur usage y est prolongé pendant plusieurs mois de suite : on y a recours rarement aux bains chauds. La douche seule y est administrée avec toute l'activité des Eaux.

On voit à présent que l'on boit, l'on se baigne, & l'on est douché à Bourbonne, pendant cinq ou six mois de suite, pour les mêmes maladies, dont le traitement ne dure tout au plus que quinze ou dix-huit jours à Balaruc.

Cependant, ces deux Sources sont presque de même nature, & les malades trouvent du soulagement, ou leur guérison, à l'une comme à l'autre.

Les autres méthodes d'employer les Eaux, sur-tout l'application des douches, ne présentent pas moins de variations. On en sera bientôt convaincu par le détail dans lequel je vais entrer.

Douche générale.

L'on emploie la douche générale sur toute la surface du corps aux Eaux d'Aix en Savoie. Elle n'est pratiquée au contraire nulle part en France : elle seroit cependant très-utile dans beaucoup de maladies, telles que certaines espèces de marafme ; les atrophies locales , même dans quelques hydropifies ; ainfi qu'on en verra des exemples ci-après.

Douche abdominale.

M. Daquin., Intendant de ces Eaux, nous apprend que l'on y douche fans crainte les vifcères du bas-ventre ; l'on eft au contraire très-timide dans l'adminiftration de cette douche auprès de nos Sources thermales.

La douche abdominale eft cependant très- efficace dans toutes les maladies chroniques , foit que l'on veuille exciter des évacuations, en ranimant les fonctions des vifcères placés dans cette cavité ; foit que l'on veuille rappeller le fentiment & le mouvement., en frappant fur les plexus nerveux qui s'y trouvent en grand nombre. Elle produit les effets les plus falutaires dans tous les cas.

Je puis affurer, quoique M. Leroi ait avancé le contraire , que l'on peut frapper fans crainte fur chaque vifcère, pourvu qu'il n'y ait ni fquirre, ni cancer, ni pierre ; afin d'y habituer les malades , il faut donner la douche très-modérée dans les commencemens. Ils s'accoutumeront de cette manière à fupporter le choc de la colonne d'eau, & ils arriveront par progreffion au point de foutenir des fecouffes affez fortes pour diffoudre les embarras les plus confidérables.

Un Médecin éclairé, qui connoît l'importance des fympathies nerveufes, & des fonctions des vifcères du bas-ventre, fe perfuadera facilement combien cette douche peut lui être utile dans fa pratique.

Il faut prendre garde cependant de ne point frapper rudement fur la région épigaftrique, furtout fur le creux de l'eftomac. On courreroit le rifque de procurer des défaillances, ou des douleurs vives au malade, qui l'effrayeroient & le rebuteroient, & d'où il concluroit, que ce remède eft contraire à fa maladie.

La douche fur l'eftomac n'eft point un moyen nouveau; les Grecs & les Romains l'employoient, avec plus de hardieffe & de confiance que nous.

Douche fur la tête.

Ils en faifoient de même de la douche fur la tête; ils ne craignoient point de frapper avec force, au lieu que je connois des Sources, où les Médecins n'ofent prefque point hafarder, de porter fur cette partie, une colonne d'Eau un peu confidérable. Je puis néanmoins affurer, d'après ma propre expérience, que les accidens que l'on

redoute n'arrivent jamais , pourvu que le Médecin ait remédié auparavant à la pléthore.

Douche afcendante.

La douche afcendante , dont on retire de
fi bons effets à nos Sources Septentrionales, &
que l'on a fi heureufement imitée dans la conftruction des bains ordinaires de la Capitale :
eft encore inconnue dans nos Sources chaudes
méridionales. On ne peut point cependant douter de fes fuccès dans les maladies de l'anus ,
du périnée , &c.

Si l'on m'oppofoit l'autorité de feu Charles
Leroi , fur le danger des bains chauds & des
douches , ainfi que celle de quelques autres Auteurs qui l'ont copié , je leur répondrois que
ce Médecin fit fon voyage Médical vers nos
Sources Méridionales, peu de temps après qu'il
eut pris fes grades à l'Univerfité de Mont-
pellier. Il étoit par conféquent pour lors peu
habitué à l'obfervation : il y fit d'ailleurs un
féjour très - court, ce qui le mit dans l'impoffibi-
lité de fuivre les effets des Eaux fur les maladies.

J'ajouterois enfuite qu'il n'a jamais vifité nos
Eaux des Provinces Septentrionales , ni celles
du centre du Royaume. Ces raifons nous per-
mettent donc de ne point avoir autant de con-

fiance dans les règles d'administration & de pratique qu'il a proposés dans ses écrits sur les
Eaux Minérales, que dans ses autres ouvrages.
Afin de confirmer ce que j'avance ; je vais en
prendre au hasard la preuve dans ses préle-
çons académiques sur les Eaux Minérales. Il
assure à ses élèves que les Eaux Thermales
ne conviennent point aux vieillards. Cependant M. Faye , Médecin de Bourbon - l'Archambault , prouve , par une expérience de
nombre d'années , que les plus belles & les plus
nombreuses cures qui s'oppèrent à ses eaux ,
sont sur des gens d'un âge avancé , & sur-tout ,
sur les vieillards.

M. Leroi conseille de doucher les dartres
& la teigne. Il est cependant très-certain que
les Intendans de nos Eaux méridionales osent
rarement doucher sur les dartres , & je doute
qu'ils le pratiquent jamais dans le traitement
de la teigne.

Enfin, pour détruire la crainte & les frayeurs
que ce célèbre Médecin avoit voulu inspirer
contre la douche & les bains chauds : il n'y
a qu'à consulter MM. les Intendans des Sources
chaudes , principalement ceux du Mont-d'Or ,
ainsi que les autres Médecins qui y pratiquent la Médecine , ils répondront unanime-

ment que les accidens prévus par M. Leroi
n'arrivent jamais, lorfque celui qui adminiftre
les Eaux, a appris par une expérience fuffifante, à
les appliquer comme elles doivent l'être. Eux
feuls favent, parce qu'ils l'éprouvent chaque
jour, que l'on peut frapper fur les malades,
plus fortement qu'on ne l'imagine.

Voici un exemple de cette poffibilité, que je
ne prétends point cependant propofer comme
une règle à fuivre.

J'ai vu feu M. le Marquis de Gaucourt,
prendre, pendant plufieurs années de fuite, vingt
ou trente bains au Mont - d'Or, dans le bain
de Céfar, chacun de quarante-cinq minutes,
fans en éprouver la plus légère incommodité,
quoique fa chaleur foit de trente-fix degrés &
demi, & que l'on n'y refte ordinairement que
douze à dix-huit minutes.

J'ajouterai encore ici un autre abus des
Eaux, afin que les Médecins, fages & prudens,
fachent jufqu'à quel point on pourroit doucher,
& qu'ils connoiffent en même temps, le terme
où ils doivent s'arrêter.

Un Médecin, dont l'âge annonce de l'expérience, fe trouvant aux Eaux de Plombières, il y a
trois ou quatre ans, perfuada à nombre de perfonnes de la plus haute qualité qu'elles ne pou-

voient se délivrer de leurs infirmités que par de grandes secousses, & par des sueurs abondantes, provoquées au moyen des Eaux. En conséquence, il leur faisoit prendre chaque matin ; 1°. un bain chaud, après lequel il les envoyoit suer dans leur lit ; 2°. au sortir de cette première sueur, on alloit prendre une douche forte & vigoureuse, qui étoit suivie d'une seconde sueur aussi abondante que la première ; 3°. on sortoit du lit, une seconde fois, pour entrer dans un bain de vapeur qui terminoit la matinée par une troisième sueur. On peut juger, par la méthode extraordinaire, & j'ose dire, extravagante que ce Médecin employoit, jusqu'à quel point un praticien éclairé, pourroit porter leur action.

Cette méthode incroyable fut mise en pratique à Plombières, pendant un été, sur nombre d'habitans de la capitale dont la constitution étoit certainement frêle & délicate. Une, entr'autres, dont les nerfs sont sensibles & délicats, dont le foie est embarrassé, chez lequel la bile, par conséquent, coule d'une manière très-irrégulière, se laissa persuader que ce viscère ne reprendroit son état naturel, qu'après avoir soutenu ces sueurs forcées pendant une saison entière. L'on doit prévoir

voir d'avance que cette perfonne éprouva un grand dérangement dans fa fanté, au lieu du foulagement que lui avoit promis le Médecin.

Cornets & ventoufes.

Les cornets & les ventoufes font encore employés par quelques Médecins des Eaux Ther-mâles. L'on s'en fert à Bourbon - l'Archam-bault ; la plûpart, néanmoins, les ont aban-donnés. Je pourrois même avancer qu'il y a des Sources chaudes où ils font inconnus. Leur utilité eft cependant prouvée dans les rhuma-tifmes chroniques. Je penfe qu'ils auroient du fuccès dans les atrophies, & même dans quel-ques phthifies pulmonaires. Pourquoi ne point rétablir un remède recommandé, dès les pre-miers temps de la Médecine? On n'aura jamais affez de moyens, pour attaquer les maladies.

Bains de vapeurs.

Les bains de vapeurs, manquent pareillement auprès de prefque toutes nos Sources chaudes. Les anciens en faifoient cependant beaucoup d'ufage. Ils font partie des bains publics chez les Orientaux. Cet établiffement devroit être ajouté par-tout où il manque, ainfi que les précédents. (9).

H

Toutes ces variations dans l'adminiſtration extérieure & intérieure des Eaux Termales, les méthodes défectueuſes que j'ai vu pratiquer pendant mes différents voyages auprès de ces Sources, l'expérience que j'ai acquiſe auprès de celles du Mont-d'Or, m'ont conduit à des réflexions que je vais ſoumettre au jugement de la ſociété. Lorſqu'elle s'eſt chargée de veiller à la diſtribution des Eaux, ſoit auprès des Sources, ſoit dans les différents dépôts qu'elle a établis dans les villes du royaume, elle s'eſt impoſée l'obligation de procurer au public tous les avantages qu'il eſt poſſible de retirer de ce remède ; c'eſt pour concourir avec elle à remplir cette tâche que je vais lui propoſer un plan qui me paroît devoir être utile.

1°. Je commencerai par la manière d'en uſer en boiſſon ; 2°. j'examinerai enſuite les bains ; 3°. je parlerai des douches ; 4°. je finirai par quelques additions qui m'ont paru avantageuſes.

Les Eaux priſes en boiſſon, & caractériſées d'après leurs effets les plus ſenſibles, ſont purgatives, diurétiques, ou diaphorétiques. Je les rangerai ſous deux claſſes. J'appellerai les premières *purgatives*. Je déſignerai les autres ſous le nom *d'altérantes*. Ces deux dénominations m'ont paru propres à me faire entendre.

J'obferverai, avant d'aller plus loin, que les Eaux, que j'appelle *purgatives*, ont auffi des propriétés diurétiques & diaphorétiques ; je prends néanmoins leur caractère diftinctif de leur qualité prédominante. Les Eaux altérantes chaudes refferrent au contraire tous les malades ; il eft rare qu'elles portent vers les premières voies : ce n'eft pas du moins leur manière ordinaire d'agir.

Boiſſon des Eaux purgatives.

On doit boire les Eaux purgatives à haute dofe, afin de procurer des évacuations plus confidérables : on ne doit les permettre, que peu de jours de fuite : car fi on les continuoit trop long-temps, elles épuiferoient les malades, & exciteroient des défordres dans les premières voies auxquels il pourroit être difficile de remédier ; comme le flux cœliaque, ou des diarrhées opiniâtres, que je voudrois appeller diarrhées minérales. J'ai eu occafion d'obferver ces dernières chez des buveurs d'eaux, qui s'obftinoient à en boire chaque jour une trop grande quantité, & beaucoup plus long-temps qu'il n'étoit d'ufage.

Afin de déterminer d'une manière précife la dofe que l'on doit en prendre, je vais rendre compte de la méthode que l'on fuit à Balaruc: Ces Eaux font, à mon avis, les plus purgatives du royaume : c'eft pourquoi je les choifis pour exemple, afin qu'elle fervent de règle pour la quantité que l'on peut fe permettre des autres.

J'ai déja dit, en parlant de cette Source, que l'on en buvoit fur les lieux, chaque matin, jufques à neuf livres. On les partage ordinairement en trois dofes que l'on boit, dans l'efpace d'une heure & demie. Il convient néanmoins de modérer cette quantité, fuivant les circonftances, car elle feroit exceffive pour certains fujets

Trois jours de boiffon fuffiront ; on va quelquefois jufqu'à fix, & même à neuf dans certains cas. Il eft d'ufage de prendre un purgatif avant & après.

Lorfqu'on les tranfporte à 30 ou 40 lieues, elles perdent en partie leur vertu purgative, & elles pouffent davantage par les urines; fans doute que leur première propriété tenoit à quelque principe volatil qui s'eft évaporé, ou à une manière d'être des principes fixes qui n'eft plus la même. Par cette raifon il eft néceffaire d'y ajouter des fels neutres purgatifs, fi l'on veut obtenir des évacuations fuffifantes par les felles.

On peut les faire prendre pour-lors pendant dix, douze, & même quinze jours, à la dofe de deux pintes par jour, fans crainte d'aucun accident. J'ai cru devoir placer ici ce dernier avis, parce qu'il ne me paroît point affez généralement connu des jeunes Médecins, qui tiennent ftrictement au précepte de trois, fix, ou neuf jours, lorfqu'ils les ordonnent loin de la Source.

Je confeille de fuivre la même méthode pour toutes les autres Sources Thermales purgatives du Royaume; je voudrois néanmoins que l'on diminuât la quantité ufitée à Balaruc : neuf livres d'eau, dans une matinée, forment un volume énorme, qui doit engorger & affaiffer les vifcères du bas-ventre. Il faudroit que l'on bornât la plus forte dofe à fix livres; je l'ai même réduite à quatre, pour les Eaux tranfportées; & j'ofe affurer, d'après mon expérience, que cette dernière quantité eft affez forte, lorfqu'on y ajoute des fels neutres.

Je fouhaiterois que chaque Intendant voulût prendre la peine de revenir à un examen fcrupuleux de la dofe qu'il convient de boire des Eaux de la Source qu'il dirige : que chacun d'eux fît un nouveau tarif, (fi je puis me fervir de ce terme), de la quantité d'Eau, en général, que chacun doit fe permettre chaque matin, car j'ai obfervé autrefois, que les buveurs livrés à eux-mêmes,

en buvoient une trop forte dofe. J'avoue qu'il ne
fera pas poffible de la fixer d'une manière inva-
riable ; mais, comme il n'arrive perfonne aux
Eaux, fans confulter le Médecin, il n'en eft aucun
qui ne fe tienne à une dofe modérée de boiffon,
lorfqu'il en aura été averti. Cet avis eft fur-tout
effentiel pour le peuple, qui fe gorge d'eaux ; la
dépenfe qu'il regrette le porte à abréger fon
féjour. Il croit avoir atteint le véritable but, en
buvant, dans fix jours, ce qu'il auroit dû ne boire
que dans quinze. Le mal qu'il fe fait par cette
quantité exceffive de boiffon, eft fouvent irrépa-
rable. Quel fervice ne rendroit point à cette
claffe d'hommes, le Médecin qui leur appren-
droit la manière dont ils doivent fe conduire.

On peut revenir plufieurs fois à l'ufage des
Eaux purgatives, pendant les différentes faifons,
où l'on a coutume de les prendre ; favoir, l'été,
le printemps & l'automne. L'hiver même ne les
exclud point, dans certains cas, puifqu'on prend
les Eaux de Sedlitz avec fuccès en toute faifon.

Il eft inutile de faire obferver au Médecin que ce
retour aux Eaux, dans le cours de la même année,
ne doit être confeillé aux malades, qu'avec cir-
confpection, à caufe de la nature de l'évacuation
qu'elles produifent. Il y a néanmoins beaucoup
de maladies, où l'on ne doit avoir aucune crainte

de les ordonner pendant plusieurs saisons. La cure radicale en dépend très-souvent : telles sont les fièvres intermittentes opiniâtres, certaines paralysies, beaucoup d'espèces d'obstructions.

Il y a encore d'autres Eaux purgatives qui sont froides, ou tempérées. On les boit sur les lieux un peu plus long-temps ; on reste à Caranssac, par exemple, dix, douze, & même quinze jours. On y boit deux pintes par jour d'eau, en trois doses. Les Eaux de Miers en Quercy, celles de la Dominique, & même de la Marquise à Vals, & autres, doivent être bues de même.

Lorsqu'elles sont transportées loin de la Source, il faut en user de la même manière qu'il a été prescrit ci-dessus pour celles de Balaruc.

Manière de boire les Eaux Thermales altérantes.

La classe des Eaux Thermales altérantes, beaucoup plus nombreuse que la précédente, doit être administrée d'une manière différente. (10).

On les boit plus long-temps, & à plus petite dose chaque jour ; il est d'usage de n'en boire qu'un verre à la fois, & de mettre un quart-d'heure d'intervalle de l'un à l'autre : on les continue depuis dix-huit jusques à trente jours ; c'est ce qu'on appelle une saison. Après la première saison ; l'on se repose pendant quinze ou vingt jours , pour en recommencer ensuite une seconde. Cette division par saison, suppose une quantité d'action de la part des Eaux , à laquelle il a fallu donner un terme , afin d'éviter l'excès de mouvement qu'elles auroient produit , si on les avoit bues trop long-temps.

La durée des saisons est cependant plus ou moins prolongée , suivant l'activité des Sources. On boit , par exemple , plus long-temps les Eaux de Bagnols en Gévaudan, que celles du Mont-d'Or. Il en est de même des autres. L'usage en a déterminé la durée auprès de chaque Source, comme la quantité de boisson journalière. On feroit beaucoup mieux, selon moi, d'y renoncer, parce qu'ils sont, la plupart, établis par l'habitude , & contraires à l'expérience. Je conseillerois de tenir les malades à une plus petite quantité de boisson , & de la leur faire continuer plus long-temps. Le remède agiroit d'une manière plus douce & plus sûre. C'est sur-tout pour les Eaux sulfureuses actives, telles que Barèges, Cauterets , le Mont-d'Or &c. que je recommande cette précaution, principalement pour les poitrinaires. On se mettroit par-là à l'abri des désordres que peut occasionner la fougue des ces Eaux. Les gens de l'Art savent qu'on ne frappe point avec

force fur les poumons impunément. Je l'ai déjà
dit, & je le répète, les Eaux fulfureufes, doivent être commencées à très-petite dofe. Deux
ou trois verres fuffifent, pendant les premiers
jours, & leur plus grande dofe ne doit jamais
être portée jufqu'à une pinte.

Mélange des Eaux.

On les coupe fouvent avec du lait, du petit-
lait, ou quelqu'autre boiffon mucilagineufe, afin
de les faire fupporter à certains malades. Sans
défapprouver cette précaution, que je crois même
néceffaire dans quelques circonftances particulières, il faut préférer de les faire prendre pures,
autant qu'il fera poffible, parce que leur effet en
eft plus certain.

Précautions particulières.

Dès l'inftant qu'une Eau fulfureufe chaude
jaillit, elle commence à s'évaporer, fur-tout
fi elle eft gazeufe. Il eft donc certain, que plus
on tarde à la boire, plus elle perd de fes principes. On doit préférer, par cette raifon, d'aller la boire à la Source, plutôt que de la faire
tranfporter chez foi : cette règle eft généralement vraie. Il y a cependant certains malades
auxquels on ne doit permettre les gazeufes,

qu'après qu'elles ont été un peu évaporées. Sans cette précaution, elles portent à la tête chez quelques-uns, occasionnent à d'autres de l'oppression, ou un léger mouvement de fièvre, par leur trop grande activité. Un Médecin exercé décide facilement, dès les premiers jours, quels font les malades, qui font en état de supporter l'Eau à la fontaine ; & quels font ceux, au contraire, qui doivent la faire porter, & ne la boire que dans leur appartement. Cette observation, dont une longue expérience me prouve la vérité, est d'une très-grande importance pour le succès des Eaux chez les pulmoniques. Quoiqu'elle paroisse minutieuse, on ne sauroit trop y faire attention; les organes font si foibles dans cette maladie, qu'il faut avoir l'œil sans cesse sur les plus petites secousses (1 1).

J'ai déjà fait observer l'abus que le peuple commet, en buvant une trop grande quantité d'Eaux purgatives. Les maux qui en résultent, font néanmoins beaucoup moins dangereux que les excès qu'il fait dans la boisson de celles-ci. Dans la persuasion où il est que les plus heureux effets dépendent de grandes doses, il va toujours au-delà de celle qui est permise. Aussi la conservation de ces malheureux, que les avertissemens ne retiennent point, me fait désirer depuis long-temps que les Sources Minérales foient fermées, & que tous les Intendans des Eaux commettent un diftributeur à chaque Source, qui ait affez de lumières & de fermeté pour ne délivrer, à chaque malade, que la dofe journalière qui lui eft néceffaire. C'eft fur-tout pour les Eaux fulfureufes, que cette règle devroit être exécutée ; car ce font celles qui font le plus de mal, lorfqu'on excède la mefure.

Boiffon pendant la journée.

Quelques Médecins penfent, qu'il feroit utile de boire aux repas, & même dans le cours de la journée, quelques verres de ces Eaux. Pour moi, je ne faurois être de cet avis, parce que j'ai obfervé qu'elles troubloient fouvent les digeftions ; & que, d'autres fois, elles donnoient au pouls, un mouvement fébrile trop fort.

Il arrive quelquefois que l'on employe les Eaux purgatives comme altérantes, c'eft-à-dire, à petite dofe : pour-lors il faut en ufer de même qué pour ces dernières.

La fympathie qui exifte entre l'organe de la peau & les premières voies exige que les malades foient toujours bien vêtus, lors de la boiffon des Eaux, même pendant la chaleur

de l'été ; à plus forte raifon pendant le temps
des bains & des douches. Ce confeil eft cependant mal obfervé en général ; & il n'eft pas
rare d'en voir des effets fâcheux, fur-tout
lorfque la Source eft fituée dans les hautes montagnes, ou l'atmofphère eft toujours variable
& pénétrante.

Abus des purgatifs après les Eaux fulfureufes.

Lorfque j'ai traité des Eaux du Mont-d'Or,
je me fuis élevé contre la méthode de purger
les malades, après qu'on les a finies, & j'en
ait dit la raifon. Mon opinion eft la même,
après l'ufage de toutes les Eaux altérantes. Si
elles ont bien paffé, fi on les a prifes en petite
quantité, fi les premières voies font bien leurs
fonctions, je ne vois point de motif qui doive
déterminer à employer la purgation ; à moins
qu'il n'y ait chez le malade une indication bien
évidente, pour procurer des évacuations par cette
voie.

*Dépôt des Eaux Minérales, auprès de chaque
Source.*

On devroit établir un dépôt d'Eaux-Miné-
rales les plus utiles, auprès de chaque Source, afin
que les gens de l'Art puffent y avoir recours,

lorfqu'ils le jugeroient à propos. Il fe préfente beaucoup de circonftances, où ils pourroient les combiner avec celles qu'ils adminiftrent. Les purgatives pourroient remplacer, par exemple, ce qu'on appelle aujourd'hui Médecines noires, pour lefquelles la plupart des malades ont une répugnance invincible.

Nombre d'Intendants des Eaux defirent cet établiffement, dont l'exécution feroit très-facile. Les Chirurgiens, ou les Apothicaires qui fe rendroient aux Eaux, pendant la belle faifon, accepteroient volontiers ce privilège, pourvu que les Médecins ne s'oppofaffent point à leur débit.

Boiffon des Eaux en toute faifon.

Si les lieux où fourdent nos Sources thermales étoient bien bâtis, fi les chemins qui y conduifent étoient rendus praticables, fi l'on pouvoit s'y procurer les commodités néceffaires, pourquoi n'y enverroit-on point les malades, en toute faifon, fur-tout ceux dont le traitement eft urgent, tel que celui des appoplectiques & autres. Je ne vois que le préjugé qui s'oppofe à l'introduction de ce nouvel ufage. J'ai déjà fait nombre de confultations, dans cette Capitale, avec les Médecins les plus célèbres ; & nous n'avons point héfité, à envoyer des malades en plein hiver, à Bourbonne & à Balaruc. Les Eaux de Bath, font plus fréquentées pendant l'hiver, que dans toute autre faifon ; pourquoi n'imiterions nous point les Anglois en cela ? Il ne feroit pas poffible, à la vérité, d'aller aux Sources fituées dans les montagnes, pendant la rigueur du froid, & lorfqu'elles font couvertes de neiges & de glaces ; mais il en eft dans l'intérieur du royaume, où l'on pourroit arriver dans tous les temps de l'année ; telles que celles de Vichi, Balaruc, Bourbonne, Bourbon-Lanci, Bourbon-l'Archambaut, Bagneres de Bigorre, & autres.

Ufage extérieur des Eaux.

J'ai déjà prouvé l'utilité des bains tempérés, ainfi que des bains chauds. Il me paroît d'une néceffité abfolue que l'on introduife l'ufage des uns & des autres, dans chaque Source thermale. Il n'eft pas poffible qu'un Médecin inftruit ne trouve leur application, dans mille circonftances. N'eft-ce point un entêtement, ou une ignorance impardonnable, de ne vouloir employer qu'une feule efpèce de bains, à une Source, parce qu'on n'y en a point mis d'autres en ufage. Au Mont-d'Or, par exemple, on n'a donné de tous les temps, que des bains chauds aux malades, quelle que fût leur conftitution, quelle que fût leur maladie. Je pourrois citer ici nombre d'autres exemples de cet empirifme aveugle, pratiqué aux autres Sources. Je le demande aux Médecins éclairés, une pareille exclufion peut-elle être juftifiée, & n'eft-elle pas nuifible très-fouvent?

Il fera auffi très-important, pour la perfection des bains tempérés, que les baignoires foient fermées exactement avec un couvercle, afin que l'Eau Minérale, en fe refroidiffant, ne foit point en contact avec l'air extérieur. Cette précaution eft effentielle, foit qu'on laiffe refroidir l'eau fans mélange, comme on le pratique a Bourbon-l'Archambault, foit qu'on la mêle avec l'eau de la rivière, ainfi qu'on le fait à Vichi. Dans l'un & l'autre cas, il faut empêcher, autant qu'il eft poffible, l'évaporation des principes volatils. Ils opèrent toujours quelques effets, quoique l'eau foit refroidie.

Douches.

Il doit en être de même des différentes douches. Toutes les efpèces doivent être mifes en ufage, fuivant les circonftances, dans chaque fource. En fuivant les principes que j'ai déjà

indiqué, l'on ne doit point en redouter le
choc, fur quelque partie que l'on frappe. La
douche afcendante doit, fur-tout, être donnée
avec force, afin que les parties molles & fpon-
gieufes fur lefquelles elle doit exercer fon action,
puiffent reprendre leur reffort. Les connoiffances
anatomiques nous apprennent, d'ailleurs, qu'il
feroit très-difficile que la colonne d'eau afcendante puiffe nuire à ces parties.

Les cornets & les ventoufes, doivent être
rétablis par-tout. Leur utilité, reconnue par les
anciens, en prouve la néceffité. Ce moyen eft
beaucoup plus efficace qu'on ne penfe ; & c'eft
parce qu'il a été d'abord négligé, qu'il a été
enfin oublié.

Voyages fucceffifs à des différentes Sources.

Outre les moyens que je viens de préfenter, il en eft encore un qui peut être de
quelque fecours, dans le traitement des maladies chroniques. Ce feroit d'envoyer les malades à plufieurs Sources fucceffivement. Cette
méthode, fondée fur l'expérience, a déjà été mife
en ufage par plufieurs Médecins. M. Bordeu pere,
faifoit précéder fouvent la boiffon de plufieurs
Sources des Pyrenées, avant de permettre à fes
malades d'arriver à Barèges. Je connois des
Médecins

Médecins des provinces méridionales qui se
servent des Eaux de Vals, de Bagnols, Dyeuset,
& de Balaruc pendant le même traitement. M.
Touvenel emploie aussi la même marche avec
les Eaux de Lorraine & de Champagne.

Cette variété d'Eaux ne paroîtra, peut-être,
qu'un foible secours à certaines personnes. J'ose
cependant assurer qu'elle produit souvent les
plus heureux effets. On se le persuadera aisément,
si l'on fait réflexion que les malades se dégoû-
tent facilement d'un remède, lorsqu'ils sont
obligés de le continuer long-temps. Dès lors
il ne fait plus sur eux la même impression, ni
le même bien : il est donc utile de le changer.
Nos lumières sont d'ailleurs si bornées sur l'action
des remèdes, que ce n'est que d'après leurs
effets que nous pouvons en juger avec certitude.
Par cette raison, il est prudent de faire faire
différents essais à nos malades, afin de nous
arrêter à celui qui a le plus de succès. L'on
dira ce que l'on voudra, de cette manière em-
pyrique d'employer les Eaux : la Médecine cli-
nique est obligée de se conduire de même chaque
jour. Elle guérit en agissant ainsi, au lieu de se
livrer à des systêmes.

La confiance du malade est ranimée & exaltée
par ce changement. C'est un nouveau secours pré-

I

senté à son imagination. Fût-il chymérique, il lui fera du bien, par le seul effet de l'illusion. Les Médecins, qui ont appris à calculer l'influence du moral sur le physique, peuvent seuls juger de la solidité de ce raisonnement, & de son utilité.

Un malade, rebuté d'une source qui ne le soulage point, vole à une autre, dès que son Médecin l'assure qu'elle lui sera salutaire. Le desir d'y trouver sa guérison lui persuade facilement qu'elle a toutes les vertus propres à sa maladie. Son imagination s'échauffe, sa confiance augmente, il prend ces nouvelles Eaux, il en est soulagé, & son soulagement n'est dû souvent qu'à ce qu'il avoit monté sa tête au point qu'il falloit pour que le remède agît. Telle est la constitution de notre frêle machine, que le succès d'un remède est presque toujours en raison du degré d'espoir que nous y mettons. En avançant cette espèce de paradoxe, je ne prétends point nier les autres manières d'agir des médicaments ; telles que leur action chymique, méchanique, &c. Mais je soutiens que l'action morale, qui se développe en nous, pendant que le remède agit, est souvent très-forte, & concourt beaucoup à la guérison, en ranimant la fonction des organes. Comment cela s'opère-t-il ? je l'ignore ? Tout ce que je puis affurer, c'eft que l'expérience vérifie chaque jour ce que j'avance ici.

Effai des diverfes méthodes.

Enfin, avant d'abandonner une maladie rebelle, & de livrer un malade au défefpoir, en
la déclarant incurable, je voudrois tenter tous
les moyens connus pour le guérir. L'amour de
l'humanité en fait un devoir à tous les Médecins
prépofés à l'adminiftration des Éaux Minérales.
Après avoir employé une Eau Minérale, fuivant
une certaine méthode, quand on verroit qu'elle
a été fans fuccès, pourquoi ne point la donner
fous une autre forme, en la faifant continuer plus
long-temps, à une plus grande, ou plus petite dofe?
pourquoi ne point en combiner l'adminiftration
avec d'autres remèdes? Si ces méthodes, ou ces
combinaifons de remèdes font déjà employés
auprès d'autres Sources, l'on fera beaucoup plus
fondé à faire ces nouvelles tentatives, parce
que l'on aura pour guide l'expérience des autres.
M. Daquin, Médecin des Eaux d'Aix en
Savoye, le même qui vient de donner à la Société la topographie médicale de Chambéry,
nous fournit deux exemples frappans de ces
heureux effais, dans fon Traité imprimé, en
1773, fur les Sources Thermales d'Aix en Savoye.

Il a guéri une hydropisie ascite, au moyen des douches données à haute dose sur le bas-ventre. Leur premier effet fut de procurer des sueurs abondantes, aux quelles succédèrent des urines copieuses & bourbeuses, & qui achevèrent la guérison.

Un écrouelleux fut pareillement guéri par les bains & les douches; il avoue qu'il a été conduit à cette dernière tentative par les observations de M. Bordeu sur les Eaux de Barèges; car auparavant, il n'avoit jamais appliqué les Eaux d'Aix à cette maladie.

Les connoissances physiologiques nous portent à croire que l'application des douches thermales doivent guérir certaines hydropisies, soit en procurant la fonte & la résolution des obstructions qui donnent presque toujours naissance à ces maladies, soit en sollicitant & rétablissant l'irritabilité du tissu cellulaire, ainsi que celle des vaisseaux inhalans & exhalans, d'où résulte l'absorption des humeurs épanchées.

J'ai été le témoin, autrefois, au Mont-d'Or, d'une tentative que je crois devoir rapporter ici; car on ne sauroit trop encourager les Médecins des Eaux à faire de nouveaux essais.

Cure manquée à Barège, opérée au Mont-d'Or.

Un Officier d'Infanterie avoit reçu à l'affaire de Closter - Camp un coup de fusil à un genou. Il étoit guéri de sa blessure ; mais sa jambe étoit resté pliée vers la cuisse : il ne pouvoit marcher qu'avec des béquilles. N'ayant retiré aucun fruit des douches de Barèges, où il avoit passé plusieurs années de suite, pendant toute la saison des Eaux ; rebuté, & sans espoir de guérison, il s'étoit retiré à Brives en Limosin, sa patrie, où on lui conseilla d'essayer, l'année suivante, celles du Mont-d'Or. Feu M. Laviale, pour-lors Médecin de ces Eaux, instruit du peu de succès de celles de Barèges n'osoit compromettre les siennes, parce qu'il ne les avoit jamais appliquées en pareil cas. Je le déterminai à tenter l'expérience, & j'eus la satisfaction de voir la parfaite guérison de ce jeune Militaire, qui portoit encore ses béquilles, lorsqu'il vint faire cet essai.

Objections.

Le temps & l'expérience, dira-t-on, ont appris aux Médecins placés auprès des Sources Minérales, quelle étoit la meilleure méthode avec laquelle chacune d'elles devoit être distribuée. Puisque des observations suivies & multipliées

I iij

les ont ainfi déterminées; il faut donc les refpecter. Il eft vraifemblable que les additions &
les changemens que l'on propofe, ont déjà été
effayés; il feroit dangereux peut-être d'y revenir.
Ces réflexions paroiffent d'autant plus probables
que les Sources Thermales, n'ayant, ni les mêmes
principes, ni la même température, ne fauroient
être adminiftrées de la même manière. Il faut
laiffer à chaque Source la méthode que le temps
lui a confacrée; il eft vraifemblable que toute
innovation lui feroit nuifible.

La réponfe à ces objections va fe trouver dans
les faits fuivans.

1°. Nous avons vu que deux Sources analogues
par leurs principes & leur température, Bourbonne & Balaruc, étoient adminiftrées avec fuccès
par deux méthodes différentes. Or, fi deux Sources
femblables produifent de bons effets, quoique
appliquées fous différentes formes, pourquoi
n'obtiendroit-on point les mêmes réfultats avec
l'Eau de la même Source, appliquée auffi fous
différentes formes, ou donnée à différentes dofes?
Pourquoi n'en feroit-il pas de même des Sources
de différente nature? Les maladies ne peuvent-
elles point préfenter des circonftances, où une
méthode de faire prendre une Eau feroit préfé-
rable à l'autre? Je ne cefferai de le répéter, on

ne sauroit trop multiplier les moyens d'appliquer un remède, c'est devenir plus riche avec le même fonds.

2°. Avant que l'on eût gradué la température de la Source de Barèges, l'on y donnoit la douche & les bains avec toute la chaleur de l'Eau ; on y guériffoit des maladies par cette première méthode, comme par celle qui est en ufage aujourd'hui.

Du temps de *Claude Fouet* & de *Chomel*, les bains chauds étoient plus fréquentés à Vichy, que les tempérés ; on pratique le contraire aujourd'hui : on trouveroit nombre de Sources où les méthodes ont varié ; fi on vouloit en faire la recherche, non-feulement elles ont changé par le laps du temps, mais elles changent chaque jour, fuivant les opinions du Médecin qui les dirige. Il n'y a pas long-temps que la boiffon des Eaux de Buffang a été combinée avec les bains de Plombières. C'est à M. Bordeu, que nous devons l'heureux mêlange des frictions mercurielles, avec les bains & les douches de Barèges : toutes ces variations nous prouvent donc, que l'on peut en admettre d'autres, lorfqu'elles feront conformes aux principes de la Médecine, & que c'est un abus de s'obftiner à fuivre toujours la même route.

I iv

3°. Dans l'adminiſtration des Eaux thermales, comme dans celle de tout autre remède, l'on ſe propoſe un but ; c'eſt celui de produire des chan- gemens ſalutaires chez les malades ; or , ces changemens ne peuvent s'opérer que par l'action qu'imprime le remède ; mais cette action doit varier, ſuivant les individus, la nature de la ma- ladie, & beaucoup d'autres circonſtances. Il faut encore obſerver que chaque méthode augmente, ou modère cette action ; il eſt donc néceſſaire d'appliquer la même Eau ſous différentes formes, afin de trouver le point de mouvement, que l'on veut exciter.

Il n'y a donc aucune raiſon ſolide qui puiſſe arrêter un Médecin prudent & éclairé, & l'em- pêcher de tenter de nouvelles ſortes d'expé- riences , pour venir à bout d'une maladie qui, ſans cela , reſteroit incurable.

Après vous avoir parlé des Eaux, & des moyens que je crois propres pour en multiplier les avan- tages , ou du moins pour les rendre plus effi- caces , je vais diſcuter ici deux articles eſſen- tiels , concernant le régime que l'on y obſerve ; il s'agit de l'uſage des viandes & du laitage.

Fruits & Végétaux défendus mal à propos pendant les Eaux.

J'ai vu autrefois le régime animal établi dans presque toutes les Sources Méridionales du Royaume. Il consistoit, à la vérité, presque tout en viandes blanches. J'ai trouvé, dans ce voyage-ci les tables chargées de viandes à Vichy, sans fruits, ni végétaux. Il y a vingt ans que j'ai vu défendre les uns & les autres avec sévérité au Mont-d'Or. Lors de mon dernier passage, l'on m'a assuré que ce régime y étoit maintenu encore avec la plus grande rigueur. M. Faye, dans son Traité sur les Eaux de Bourbon-l'Archambault, défend les fruits fondans, quoique très-murs; il prétend qu'ils troublent l'action des Eaux thermales. Il n'est pas le seul Intendant des Eaux minérales qui ait soutenu cette opinion, & qui l'ait fait mettre en pratique à ses malades.

Cette prohibition des fruits & des herbes ne me paroissant fondée, ni sur le raisonnement, ni sur l'expérience; je vais essayer de la combattre, afin que les malades, délivrés de cette vexation, n'ayent que leurs maux à supporter.

Personne ne sçauroit contester l'utilité des fruits & des herbes potagères, lorsque nous jouissons d'une pleine santé. Ils en sont, pour lors le soutien. L'expérience nous apprend, en outre, qu'ils sont l'unique remède de beaucoup de maladies. En admettant ce principe incontestable, que les uns & les autres, sont des alimens très-sains, & souvent des remèdes excellens, la question de savoir s'ils doivent être permis avec les Eaux Thermales sera bientôt décidée.

Nous mêlons dans ces climats tempérés les fruits & les végétaux avec les viandes dont nous nous nourrissons ; dès notre enfance nos organes s'habituent à digérer ce mélange. Nous ne nous écartons de ce régime mixte dans nos maladies, que pour nous mettre à la diète végétale.

Le seul empire de l'habitude nous feroit donc une loi de vivre pendant la saison des Eaux, de la même manière qu'en santé, puisque c'est pour nous la meilleure pour digérer. Les gens instruits n'ignorent point combien elle influe sur toutes nos fonctions, & principalement sur les digestions. L'habitude, cependant, n'est point la seule raison qui me détermine pour le régime végétal.

Les forces des malades qui ont recours aux Eaux ne sont point entièrement détruites ; la plupart font encore assez bien presque toutes les fonctions de la vie ; il faut donc leur permettre des alimens,

car la diète auftère leur nuiroit. La feule précaution que le Médecin doive prendre à leur égard,
c'eft de ne leur confeiller que ceux qui font de
facile digeftion, & qui font proportionnés à
leurs forces. Or, le mêlange dont ils ont toujours fait ufage, doit convenir mieux à leur eftomac, qu'une nourriture purement animale. Il
troublera moins l'effet des Eaux, que le fuc pur
des viandes, prefque toujours trop fucculentes,
& trop près de la putréfaction.

Quoiqu'il foit vrai que les Eaux thermales
portent chez le malade une augmentation de
chaleur & de mouvement, d'où dépendent leurs
effets falutaires; quoiqu'il foit très-important
de foutenir l'un & l'autre dans un degré con-
venable, afin que les changemens & les évacuations qu'elles doivent opérer arrivent, il n'en
eft pas moins certain, que l'ufage des fruits
& des herbes potagères, ajoutés aux viandes
que l'on fert fur les tables, ne fauroient troubler
ce travail, ni l'arrêter. Que peut-il réfulter de
cette manière de vivre ? un chyle plus aqueux, plus
mucilagineux, ou plus acide, fuivant la quantité
& la qualité des végétaux dont on aura compofé
les repas des malades. Or je le demande, quel
mal peut produire une nourriture femblable fur
quelqu'un qui boit des Eaux ? peut-elle éteindre

en lui l'action des organes digeſtifs, ou la diminuer, au point de lui nuire. Il n'eſt, à mon avis, aucun Médecin éclairé, qui puiſſe raiſonnablement ſoutenir cette opinion; il n'y auroit qu'un excès qui nuiroit, en donnant une indigeſtion : or cela peut arriver à l'homme ſain, comme au malade.

J'ai conſeillé, pendant nombre d'années, au Mont-d'Or, le régime végétal, mêlé avec les viandes, & n'en ai vu que de bons effets. La claſſe nombreuſe des poitrinaires que ces Eaux y raſſemblent étoit celle ſur laquelle j'ai obſervé que le régime mixte réuſſiſſoit le mieux. J'ajouterai, & il eſt important de le ſavoir, que lorſque ces derniers vouloient ſe priver totalement de viandes & de bouillon, ils en étoient incommodés; le cours de ventre ſe déclaroit chez quelques-uns, l'on voyoit la ſuppuration des cautères & des véſicatoires changer chez preſque tous ceux qui en avoient. Je ne ſais ſi les crachats contractoient pour-lors un caractère plus âcre, ou ſi la tranſpiration inſenſible étoit troublée par cette nourriture; mais les malades touſſoient & crachoient davantage, ce qui prouve que la nourriture, totalement végétale, n'eſt pas auſſi ſalutaire aux pulmoniques, que quelques Médecins célèbres le penſent.

Je ſuis non-ſeulement perſuadé que les végétaux ne font point contraires à l'ufage des Eaux thermales, je crois, au contraire, qu'ils fecondent leurs effets, excepté néanmoins dans les mala-dies avec atonie des premières voies, où on ne doit permettre que ceux qui donnent du reffort à la fibre.

Il n'eft point de malade qui ne defire les fruits & les herbes ; il fuffiroit donc qu'ils ne leur fuffent point nuifibles, pour qu'on ne les privât point d'une jouiffance auffi délicieufe, dès qu'il eft prouvé qu'ils leur font falutaires. Il y a de l'inhumanité de leur refufer un moyen auffi agréable de recouvrer leur fanté. S'il étoit vrai que la diète animale fût le vrai régime des Eaux, & que les végétaux duffent être défendus, ce feroit peut-être le feul cas où la Médecine curative préféreroit l'une à l'autre.

L'on permet, à la vérité, quelques fruits à Barèges, au Mont-d'Or, & même à beaucoup d'au-tres Sources. Cela n'eft point fuffifant. Il faut que les Médecins qui pratiquent auprès de ces Sources introduifent le régime végétal, par-tout où il a été profcrit jufqu'à préfent. Ils doivent prefcrire aux malades les fruits bien murs, & les herbes potagères ; ils doivent les encourager à en ufer comme étant des alimens très-fains. L'activité que ces Eaux donnent aux digeftions empêchera toujours que cette nourriture ne foit nuifible.

Le Lait , comme aliment , doit être confeillé.

M. Faye, Médecin des Eaux, de Bourbon-l'Archambault, eft perfuadé que le laitage , comme aliment , eft nuifible à l'effet des Eaux. Son opinion eft fuivie par d'autres Médecins qui croyent que le lait doit être interdit, pendant la boiffon des Eaux Thermales. Il nous dit *qu'il laiffe de la craffe fur l'eftomac.* Cette raifon, en bonne phyfiologie, n'eft point admiffible. Cependant, comme il y a beaucoup d'autres faits qui font vrais, quoique moins vraifemblables que celui-là , il importe d'examiner, s'il doit être admis , ou rejetté.

Prefque tous les malades qui fe rendent à Bourbon, font paralytiques, appoplectiques, ou de l'efpèce de ceux qui ont la fibre relâchée. Si ces malades faifoient un ufage continuel du lait, ou des laitages , pendant qu'ils prennent les Eaux, il eft hors de doute que cet aliment leur feroit nuifible. Mais il eft à préfumer que ceux qui les dirigent font trop prudents , pour leur permettre un pareil abus.

Cette défenfe porte fur un trop grand nombre de malades. Dans toutes les paralyfies avec rigidité & féchereffe, de même que dans toutes celles aux quelles certaines acrimonies ont donné naiffance, & dans lefquelles on voit qu'elle prédomine ; le laitage eft utile, non-feulement comme aliment, mais encore parce qu'il favorife l'action des Eaux. Or, certainement cette claffe de paralyfies eft très-nombreufe.

L'habitude a fait une néceffité à un grand nombre de perfonnes de déjeûner avec une boiffon quelconque, coupée avec du lait, & adoucie avec du fucre. Je ferois d'avis que l'on permît ce même déjeûner, pendant les Eaux, parce que je veux que l'on cède beaucoup à l'habitude : une infufion amère, ou aromatique, une taffe de café au lait, ne fauroient faire du mal aux malades qui font dans l'ufage d'en prendre depuis longues années. Je le permettois aux pulmoniques au Mont-d'Or, quoique je fûs très-perfuadé que le lait leur étoit nuifible.

Si la Société approuve les obfervations dont elle vient d'entendre la lecture, il lui fera facile de les faire mettre à exécution. Il faut efpérer que le zèle des Médecins prepofés à l'adminiftration des Sources, cédera facilement à fon invitation.

MM. les Intendants des provinces s'occupent

férieufement des Eaux fituées dans leurs généralités. Il y en a déjà qui y font conftruire des bâtimens publics. M. l'Intendant de Moulins fait travailler à Vichy & à Bourbon-l'Archambault. Celui d'Auvergne fe propofe d'en faire conftruire au Mont-d'Or. Ceux de Bagnères de Luchon font déjà très-avancés. M. l'Intendant de Pau vient de confulter la Société fur les Eaux de Cauterets , & fur quelques autres des pyrenées. Tout femble donc favorable au fuccès de ce que je propofe.

Enfin mes vœux feroient accomplis , fi la compagnie vouloit entreprendre un ouvrage qui manque à la Médecine. Ce feroit un corps complet de doctrine fur les Eaux Minérales du royaume , dont la première partie comprendroit une nouvelle analyfe de chaque Source ; & la feconde , un recueil d'obfervations fur les maladies que l'on y traite.

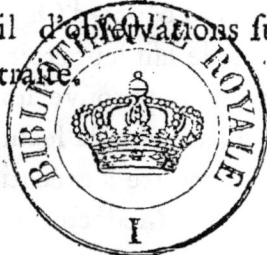

NOTES.

NOTES.

*N*OTE 1. M. l'Intendant des Eaux de Bourbon-l'Archambault, auquel j'avois communiqué ce Mémoire avant
l'impreſſion, a fcrmé des réclamations contre cette dé-
ciſion. Il prétend que ſes Eaux ont des avantages certains,
ſur celles de Bourbonne & de Balaruc, dans les paralyſies
précédées de colique, ou de rhumatiſmes chroniques ; de
même que dans celles qui ſont compliquées de contrac-
tion ſpaſmodique, ſéchereſſe & roideur ; ou de maraſme
avec atonie, ainſi que dans beaucoup d'autres maladies.
Il m'écrit dans une lettre, datée du 1ᵉʳ Avril dernier, que
je trouverois ſur ſes Journaux des preuves nombreuſes,
de ce qu'il avance.

Les différents recueils d'obſervations, que l'on a faites
ſur les deux autres Sources, me fourniſſent les mêmes
preuves. M. Chevalier, par exemple, qui a écrit ſur les
Eaux de Bourbonne, leur attribue les mêmes cures que
M. Faye ; je ſuis certain que celles de Balaruc, opèrent
auſſi les mêmes guériſons.

Dès-lors, je ne ſaurois accorder à celles de Bourbon-
l'Archambault la prééminence que ce Médecin demande, dès que je vois le même ſuccès, à ces trois différentes Sources, dans les mêmes maladies. En remettant les
Eaux de Bourbon ſur la même ligne que celles de Balaruc
& de Bourbonne, pour la guériſons des maladies dont il
s'agit ſeulement, je croirai avoir ſatisfait au deſir de
M. Faye. Mais en accordant aux Eaux de Bourbon toutes
les propriétés qu'elles peuvent avoir contre ces eſpèces de
paralyſies, j'avertis, qu'en leur reſtituant cet hommage,

K

je les laiffe fubordonnées aux autres Sources, Balaruc & Bourbonne, pour le furplus de la claffe des maladies para-lytiques & des apoplexies.

Note 2. J'ai envoyé plufieurs malades à Vichy, cet été 1787. Ils font prefque tous d'âge & de conftitution dif-férente. Par le compte qu'ils m'ont rendu, à leur retour, de l'effet qu'ils ont éprouvé de ces Eaux, je crois qu'il n'en eft aucun à qui elles n'àyent rendu le ventre très-libre. L'un d'eux, eft une femme âgée d'environ trente-cinq ans, d'un tempérament bilieux. Elle en a été purgée régulière-ment trois ou quatre fois chaque jour, pendant les deux faifonsqu'elle les a bues. Depuis nombre d'années, prefque tous les malades nous rendent le même témoignage : d'a-près des faits auffi conftans, il n'eft pas poffible de fe rendre aux obfervations de M. Giraud, jufqu'à ce qu'il les ait répétées de nouveau.

Note 3. M. Carrère, qui a écrit fur les Eaux mi-nérales, nous affure que la Source de Bagnères de Lu-chon a perdu une partie de fes principes, parce que, nous dit-il, on a dérangé fon cours en 1766. Je ne garantis point cette affertion. Les cures, que ces Eaux opèrent chaque année fur les malades que j'y envoie, me perfuaderoient plutôt le contraire. Cependant, comme il importe au public de connoître la vérité, fur-tout, lorfqu'il s'agit d'un remède : & qu'il eft également très-important aux habitans de Bagnères de Luchon, ainfi qu'à ceux des environs, de conferver la réputa-tion de leurs Sources ; j'exhorte M. Barriere, Mé-decin de ces Eaux, d'éclaircir au plutôt, ce doute : la confiance que mérite fa probité, & fa candeur, lui affu-rent d'avance que le public, & les gens de l'Art, ajoute-ront une foi entière, à tout ce qu'il voudra nous com-muniquer fur la vertu de ces Sources.

Note 4. Ces Eaux opèrent un double effet par leur travail dans cette région. Elles nettoient les viscères obstrués, & les débarraffent des humeurs corrompues qui rendoient leurs fonctions pénibles, ou qui les avoient fuspendues. Elles agiffent en même temps d'une manière qui nous eft inconnue fur les nerfs qui fe diftribuent en grande quantité dans tout cet efpace qui eft au-deffous du diaphragme, que les Anatomiftes appellent régions épigaftrique & hypocondriaque. L'on fait qu'ils y forment un centre de fenfibilité, fi énergique, que fon rapport influe fur toutes les autres fonctions. Plufieurs Médecins célèbres ont été fi frappés de cette influence, qu'ils ont cru que le fiége de la fenfiblité & du mouvement réfidoit dans ce centre nerveux. En effet, fi nous faifons attention à certaines maladies, fur-tout à celles que nous appellons hypocondriaques, nous voyons clairement que les fonctions du cerveau ne font troublées dans ces maladies, que par un effet de la fympathie nerveufe, qui exifte entre les viscères du bas - ventre & la tête. Si nous voulions parcourir ici toute l'étendue de cette fympathie abdominale, nous nous convaincrions aifément qu'il n'eft prefque aucune portion de nous-même qui n'en reçoive une impulfion, plus ou moins marquée, foit en fanté, foit en maladie.

Telle eft la ftructure admirable de notre machine, que chaque organe y jouit d'une manière de vie & d'exifter qui lui eft propre. Cette manière d'exifter de chaque organe, n'eft cependant point ifolée. Toutes influent plus ou moins les unes fur les autres, & en dépendent réciproquement. De tous ces organes vivans & agiffans les uns fur les autres, il en réfulte un enfemble harmonieux

qui conftitue la vie & la fanté de l'homme. Il eft néanmoins très - important de remarquer dans cet enfemble
qu'il y a certaines parties qui ont une influence, ou, fi l'on
veut, une action plus marquée fur les autres, tel eft
l'organe de la peau, les inteftins, l'eftomac, l'utérus
chez les femmes, les parties de la génération dans
l'homme, le centre nerveux dont il eft ici queftion. Il faut
remarquer encore que cette vie des organes, eft partie in-
dépendante, partie commife à cet être moral qui eft en
nous, & que nous appellons ame. Nous ignorons comment,
& jufqu'à quel point ce dernier influe fur chacun de nos
organes. Peut-être y en a-t-il quelqu'un fur lequel il n'a
aucune action.

Cette influence d'une partie fur l'autre, s'exécute de
plufieurs manières; la principale, néanmoins, eft l'action
nerveufe. Il importe beaucoup à la pratique de la Médecine, que l'hiftoire de ces fympathies foit plus connue.
Ce n'eft point toujours l'organe fouffrant qu'il faut traiter,
fi on veut le guérir : c'eft fouvent très-loin de lui qu'il
faut appliquer le remède. Combien de fois, dans les maladies aiguës, nous voyons la tête prife, & nous allons
cependant évacuer les premières voies, ou relâcher l'é-
pigaftre, pour rétablir l'ame dans fes fonctions, & lui
donner le calme.

Note 5. Lorfque j'ai dit que l'on ne devoit point permettre aux malades de boire une pinte d'Eau chaque jour,
j'ai voulu parler des pulmoniques & des afthmatiques,
parce qu'ils compofent le plus grand nombre des buveurs auprès de cette Source. Cette quantité porte une
trop grande activité fur leurs organes affoiblis. Les afthmatiques en font oppreffés & fuffoqués, & les humeurs
des pulmoniques diffoutes.

Il y a encore une autre claffe de malades auxquels on ne doit permettre pareillement qu'une très-petite quantité d'Eau. Ce font les apopleétiques & les paralytiques qui font devenus tels, à la fuite de l'apoplexie. Quelques légères qu'ayent été les attaques, le cerveau refte toujours dans un état d'atonie qui mérite le plus grand ménagement. On remarque qu'une dofe d'Eau, quoique médiocre, les ennivre & les affoupit : d'où il eft aifé de voir qu'elles pourroient leur occafionner de nouvelles attaques, ce que j'ai vu arriver quelquefois.

Dans les fuppreffions & l'irrégularité des règles, dans les dérangemens de l'eftomac & des premières voies ; on peut au contraire en confeiller une pinte par jour, & même davantage, fuivant la conftitution, fans courir aucun rifque.

Note 6. Pour confirmer ce que j'ai annoncé fur la poffibilité de conferver la vertu des Eaux du Mont-d'Or, malgré le tranfport, je vais ajouter ici ce que l'on m'écrivoit le 17 Mars 1787, d'une Ville de la haute Auvergne, éloignée de vingt lieues de la Source.

« M. Puech ne fut pas plutôt pourvu de votre or-
» donnance, qu'il la mit en pratique, & ne tarda point
» d'en reffentir les merveilleux effets. A peine eut-il pris
» les Eaux du Mont-d'Or pendant douze jours, qu'il
» paffa tranquillement les nuits, & repofa du fommeil le
» plus profond. Il fe formoit feulement fur fa poitrine
» un dépôt qu'il rendoit à fon lever par fept ou huit
» crachats, ce qui lui dura fept ou huit jours, & dans
» peu, il n'eut plus de rhume, même pendant le jour.
» Ce qui le difpenfa de faire ufage de la potion que
» vous lui aviez prefcrite, compofée de fyrop balfami-

» que de Tolu, &c. Depuis ce temps-là, il n'a pas dif-
» continué les Eaux du Mont-d'Or qu'il a prises pendant
» cinq mois consécutifs.

» Au reste, vous avez qualifié sa maladie de phthisie
» tuberculeuse, & vous avez cru qu'elle approchoit du
» second degré, &c. ».

Cette observation, à laquelle je pourrois en ajouter
un très-grand nombre, prouve, 1°. que l'on peut boire
pendant long-temps les Eaux, puisque le malade les
avoit commencées en Novembre 1786, & qu'il les buvoit
encore au mois de Mars 1787; 2°. les bons effets qu'il
en a ressenti, font une preuve bien certaine qu'elles ne
perdent point leur vertu par le transport; 3°. qu'elles les
conservent pendant long-temps, car je me suis assuré
que l'on ne lui avoit fait qu'un seul envoi, & que les
Eaux bues au mois de Mars avoient été puisées au mois
de Novembre.

Au reste, le malade jouit encore d'une santé assez bonne.
Il m'écrit du 30 Septembre 1787, pour me demander des
nouveaux conseils qui le préservent de la rigueur de l'hiver prochain.

Note 7. Ce mouvement de fièvre excité par les Eaux,
ne peut être produit que par une irritation du système
artériel, & une crispation des capillaires, sur-tout des
cutanées; car sans cela, il n'y auroit point de fièvre.
Ceux qui prétendent, que les Eaux thermales relâchent,
parce qu'elles produisent des sueurs & d'autres évacuations, font bien certainement dans l'erreur, & ont bien
mal vu leur manière d'agir.

Note 8. Une jeune enfant, âgée de douze ans, fût
envoyée aux Eaux de Barèges, pour une douleur violente

qui lui étoit survenue au genou gauche avec gonflement de la tête du fémur. Elle supporta cette première année les bains & la douche les plus chauds, sans éprouver aucun accident fâcheux. Tout annonçoit une guérison prochaine, après un séjour de quatre mois à ces Eaux. Elle y revint l'année suivante. M. Bordeu voulut forcer la dose des bains & des douches. Ils donnèrent une si forte secousse, qu'il survint une fièvre putride bilieuse. Ce Médecin vint à bout de cette dernière maladie avec les secours ordinaires. Mais il ne lui fut pas possible de remettre cette enfant à l'usage des Eaux. Sa sensibilité s'étoit accrue au point que chaque douche, avec le bain, lui donnoient un mouvement de fièvre. C'est lui-même qui me fit le détail de cet évènement, en renvoyant la malade à ses parens.

Note 9. M. Pilhes, Médecin des Eaux de Dax, dans le Comté de Foix, vient de faire construire des bains de vapeurs auprès de cette Source; il seroit à souhaiter que les autres Intendants des Eaux thermales des pyrenées suivissent son exemple.

Note 10. En prescrivant une méthode de boire les Eaux altérantes, je n'entends parler que des Sources chaudes, car les Eaux froides doivent être prises avec d'autres précautions.

Note 11. Les plus légères secousses physiques, ou morales font des impressions très-fortes sur les pulmoniques. Une idée sur laquelle ils s'arrêteront trop long-temps les agitera. Une réflexion qui n'eût été que passagère, lorsqu'ils étoient en santé, les affectera. Les passions violentes, celles sur-tout qui sont tristes, produisent sur

fur eux les plus grands défordres. Ils fupportent plus facilement celles qui font gayes. On a même obfervé que ces
dernières ont fouvent contribué à leur guérifon. Je connois peu de malades qui ayent plus befoin des illu-
fions douces, & auxquels il foit plus néceffaire de jouir
du repos & du calme de l'ame.

Quelle eft donc l'efpèce de fympathie établie entre les
poumons & la vie? Dès l'inftant qu'ils font affectés,
l'homme le plus courageux devient foible & timide,
l'impreffion la plus légère le fait trembler. Il en eft de
même des impreffions phyfiques. Les alimens que ces malades digéroient le mieux leur donnent le dévoyement,
ou paffent difficilement. Un exercice léger qu'ils auroient
fupporté avec plaifir, les fatigue & les rend plus malades. Auffi faut-il avoir la plus grande attention à
ménager l'exercice & le mouvement qu'on leur confeille.

POST-SCRIPTUM.

M. Pilhes, Médecin des Eaux de Dax, dans le Comté
de Foix, vient de donner un traité des Sources thermales
de Dax & d'Uffat. J'ai cru devoir faire part à la Société
de quelques remarques que m'a fourni cet Ouvrage.

Les Sources thermales de Dax font très-abondantes &
très-nombreufes. On en compte plus de vingt-cinq, dont
partie fert pour les ufages domeftiques, partie eft employée au traitement des maladies : on les diftingue en
fulfureufes, & favoneufes.

La nature en a réglé la température d'une manière
admirable. On les trouve chaudes depuis dix-fept degrés du thermomètre de Réaumur, jufqu'à foixante-un
degrés. Cette gradation fournit aux gens de l'Art, des

reſſources infinies pour le traitement des maladies. Il n'exiſte, peut-être nulle part, des Sources qui réuniſſent, dans leurs différentes branches, une diviſion de chaleur auſſi variée que celle-là.

Les analyſes qui en ont été faites, nous apprennent qu'elles contiennent très-peu de principes. Les principes fixes y ſont en très-petite quantité. Voici ce qu'on lit dans l'Ouvrage.

C'eſt le ſoufre réduit en vapeurs. Ce ſont des particules incoercibles de gaz, qui échappent à l'Art du Chymiſte, leſquelles, aidées de la chaleur, qui eſt l'ame de la minéraliſation des Eaux, opèrent les guériſons ſurprenantes, dont les Médecins ſont chaque jour les témoins.

Ces Eaux ſont très-pures, ajoute-t-on, & *ſont imprégnées à diverſes doſes de principes & de gaz ſulfureux.*

C'eſt donc par erreur, & mal à propos, que l'on a ſoutenu, pendant la lecture de mon rapport, que ces Eaux étoient ſalines, & qu'elles devoient être aſſimilées à celles de Balaruc, de Bourbonne & Bourbon-l'Archambault. Auſſi l'Auteur ne les compare-t-il qu'à celles de Bagnères de Luchon.

Les Sources dont on fait le plus d'uſage, ſont au nombre de ſept. On les nomme les Canons, l'Etuve, les Bains forts, la Source douce, la Gourguette, le Breil & la Canelette.

Les Bains forts & celui de l'Etuve, ſont deſtinés à l'uſage extérieur. Les premiers ſont, l'un à trente-cinq degrés, & l'autre à trente-neuf. On a conſtruit, en dernier lieu, d'autres bains, par le mêlange de ces deux Sources, qui ſont à des degrés intermédiaires.

L'eau de l'Etuve, dont la chaleur eſt à cinquante-ſix degrés, ſert uniquement à donner la douche. Cette douche eſt formée par la chûte naturelle de l'Eau. On peut la hauſſer à volonté, juſqu'à la hauteur de ſix pieds. On peut la baiſſer de même : on peut même graduer à ſon gré la maſſe de la colonne d'Eau. On ne peut donner la douche qu'à deux perſonnes à la fois. Nous remarquerons que cette dernière diſtribution ne ſera point ſuffiſante, ſi ces Eaux acquièrent la célébrité qu'elles méritent.

On vient auſſi de conſtruire d'autres bains avec les Sources de l'Etuve, que l'on a tempérés & gradués de vingt-quatre à trente-huit degrés.

Les autres Sources ſemblent n'être deſtinées qu'à la boiſſon. Si on en juge cependant par les obſervations raportées dans l'ouvrage, on peut boire de toutes indiſtinctement, même de celle de Canons qui eſt la plus forte.

L'Auteur vante les vertus de celles des Bains forts & de l'Etuve dans les maladies de la poitrine ; quoique la chaleur de l'une ſoit à trente-neuf, & l'autre à cinquante-ſix degrés.

On les coupe avec des mucilagineux, du lait, ou des ſyrops. Si l'on ſe rappelle ce que j'ai dit de cet uſage, en parlant des Eaux du Mont-d'Or, on verra qu'il à plus d'inconvéniens que d'avantages.

La doſe de ces Eaux eſt permiſe depuis une livre juſqu'à quatre. C'eſt exceſſivement fort par les raiſons que j'ai déjà données. Il n'y a point d'Eau ſulfureuſe qu'il ſoit prudent de donner à des poitrinaires en auſſi grande quantité. C'eſt vouloir les expoſer aux accidens dont tous les Auteurs nous ont averti.

L'Eau du Breil, que l'on propose aux malades en boiſſon ordinaire, leur ſera nuiſible, ainſi que toute autre; j'en ai déjà dit la raiſon.

Les guériſons opérées par ces Eaux, ſont très-précieuſes. On voit des ulcères fiſtuleux avec carie, des engelures ſcrophuleuſes, des dartres ſuppurantes du plus mauvais caractère, des gales rebelles, des empâtemens glanduleux, guéris par les bains & la boiſſon.

Ces mêmes Obſervations nous font voir des phthiſies pulmonaires de toutes les eſpèces, & à un degré trèsavancé, qui ont été guéries radicalement. C'étoient des phthiſies laiteuſes, catarrales, hypochondriaques, tuberculeuſes, &c. les malades étoient dans la fièvre lente; ils étoient maigres & dans un dépériſſement total. Les ſueurs colliquatives étoient déjà établies chez quelquesuns, & preſque tous crachoient du pus.

Ces faits confirment ce que j'ai avancé ſur les Eaux du Mont-d'Or, que les Eaux ſulfureuſes guériſſent les pulmoniques dans un degré avancé, même lorſqu'ils crachent du pus. Ceux qui ont révoqué en doute ces guériſons, montrent donc une prévention mal fondée, & j'oſe leur aſſurer, encore une fois, que les Eaux ſulfureuſes ſont le remède le plus efficace contre ces maladies.

L'Auteur s'élève avec raiſon contre la témérité de quelques malades qui avoient bu avec ſuccès, pendant dix jours, quatre pintes d'Eau par jour de la Source de Canons, qui eſt la plus chaude & la plus forte de toutes. Il a vu arriver des crachemens de ſang, & d'autres accidens graves, à ceux qui ont porté trop loin la doſe des Eaux de Dax. Je rapporte avec ſatisfaction ces Obſervations, parce qu'elles viennent à l'appui de la règle que j'ai proposée, de boire à petite dose.

Il a vu aussi les Bains tempérés, avec des doses modérées de boisson, avoir les meilleurs succès. C'est encore une nouvelle preuve de la bonté de la méthode que j'ai soumise au jugement de la Société.

Si M. Pilhes ne s'est point laissé séduire par l'amour de sa Patrie, il est peu de Sources aux quelles la nature ait prodigué autant d'avantages & qui doivent jouir d'une plus grande célébrité.

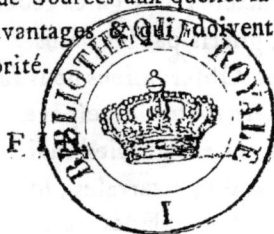

F.

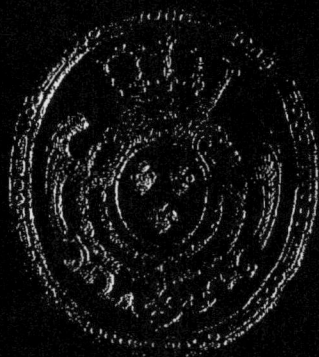

www.ingramcontent.com/pod-product-compliance
Lightning Source LLC
Chambersburg PA
CBHW031327210326
41519CB00048B/3491